这样用药
更安全

U0340945

儿童常见病
用药手册

主 编 张石革

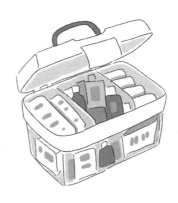

中国医药科技出版社

内容提要

这是一本家庭必备的指导儿童用药的参考书。本书特邀临床一线的医药学专家,从药品的基本知识、儿童常见病用药常识、用药禁忌、合理用药、饮食与用药、药品储存管理等方面,详细解答了家长们关于孩子用药的种种疑问。

妈妈们可以将本书摆在案头,随时翻阅,帮您解答孩子常见病的选药难题,指导您对生病的孩子进行科学有效地护理,帮您普及基本的安全用药知识,教会您正确地引导孩子服药,同时还能纠正您可能存在的用药误区。

图书在版编目(CIP)数据

儿童常见病用药手册 / 张石革主编 . — 北京:中国医药科技出版社,2018.1

ISBN 978-7-5067-9422-0

Ⅰ.①儿… Ⅱ.①张… Ⅲ.①小儿疾病 – 常见病 – 用药法 – 手册 Ⅳ.① R720.5–62

中国版本图书馆 CIP 数据核字(2017)第 171611 号

美术编辑	陈君杞
版式设计	锋尚设计
插　图	张　璐
出版	中国医药科技出版社
地址	北京市海淀区文慧园北路甲 22 号
邮编	100082
电话	发行:010–62227427 邮购:010–62236938
网址	www.cmstp.com
规格	710×1000mm ¹/₁₆
印张	15
字数	257 千字
版次	2018 年 1 月第 1 版
印次	2021 年 7 月第 4 次印刷
印刷	三河市万龙印装有限公司
经销	全国各地新华书店
书号	ISBN 978-7-5067-9422-0
定价	39.00 元

编委会

主编　张石革

编委　（以姓氏笔画为序）

王佳伟　（首都医科大学附属北京同仁医院）

王晓玲　（首都医科大学附属北京儿童医院）

刘治军　（首都医科大学附属北京安贞医院）

齐小涟　（首都医科大学附属北京宣武医院）

孙安修　（江苏省扬州市第一人民医院）

李国辉　（中国医学科学院北京肿瘤医院）

沈　素　（首都医科大学附属北京友谊医院）

张石革　（北京大学北京积水潭医院）

林　阳　（首都医科大学附属北京安贞医院）

周　颖　（北京大学第一医院）

郎　奕　（天津第三医院）

屈　建　（安徽省人民医院）

赵志刚　（首都医科大学附属北京天坛医院）

郝红兵　（首都医科大学附属北京安定医院）

胡永芳　（北京大学第三医院）

徐小薇　（中国医学科学院北京协和医院）

主审　胡仪吉　金有豫

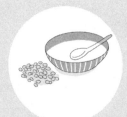

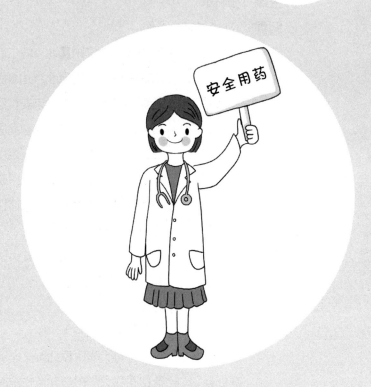

安全用药

　　孩子是花朵，孩子是未来，孩子是我们祖国和事业的接班人，我们这些家长将他们视为掌上明珠，希望他们健康成长，天天向上。但是，作为一群有良知的医务工作者要提醒大家：千万不要因用药伤害了孩子们！要学会对各种滥用药或不合理用药说"不"！

　　儿童是一个极其特殊的群体，首要特点是持续地成长，伴随年龄的递增组织和器官不断地发育，功能和代谢上也日趋成熟，使药品在体内的过程具有特殊性。新生儿期一些重要器官尚未完全发育成熟，在此期间其生长发育随日龄增加而迅速变化。曾有人称儿科为"哑科"，就是因为婴幼儿不会主诉，只会哭闹。由于儿童群体生理特点的特殊性，儿童用药也具有特殊性。

　　但是我国儿童药品的制剂、规格少之甚少，不及发达国家的 1/10，因而很多医生采用成人剂量折算，甚至应用成人制剂替代。但是由于群体的特殊性，儿童用药是不能按成人剂量折算的，那样是不严谨、不科学的。孩子们的器官、组织、酶系统的发育不健全，对药品的吸收、分布、代谢和排泄与成人极不相同，有极大的差异。因此，用药剂量必须按儿童体重或按体表面积计算。因此，家长必须监护孩子用药，储备一定的科学用药知识。

　　基于人类伦理学，新药的临床研究和实验都是在成人之中进行的，18 岁以下的儿童、准妈妈及喂奶期的妇女均被排除在外。因此，临床目前所应用的药品几乎全部缺少儿童的药理学、毒理学、药效学、药动学和不良反应的资料，也就是说儿童用药的安全性是亟待提高的。因此我们要对药品不良反应保持高度警惕，对儿童用药要权衡利弊，千万慎重。

　　本书编者都是临床一线的医药学专家，同时也为人父母，甚至是爷爷奶奶，编写这本书的目的是提供一本专门用于指导儿童用药的参考书，让家长们了解一些药品基本知识、选药和用药的基本原则，以及安全合理用药的方法。其中，儿童用药剂量全部按《中国国家处方集·儿童版》《世界卫生组织儿童示范处方集》或中华医学会儿科学会制订的有关《疾病诊疗指南》所推荐的剂量，都是国际上有循证医学依据的数据，也经过世界卫生组织核准，极个别的药品引用了权威文献的推荐剂量。希望本书有助于儿童们的健康成长和用药安全。

编　者

2017 年 7 月

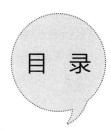

目　录

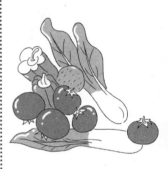

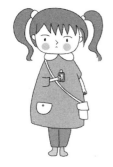

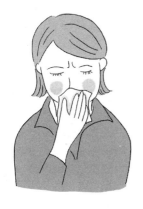

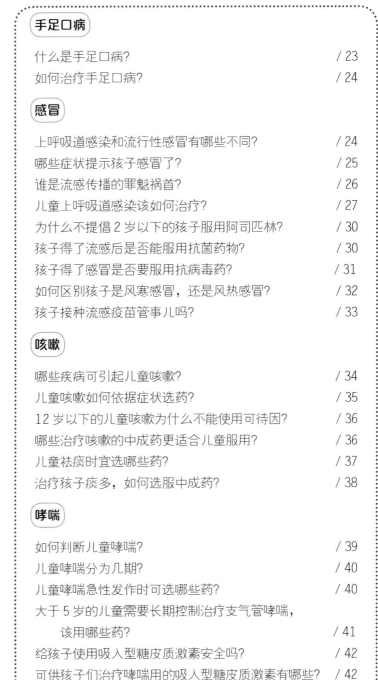

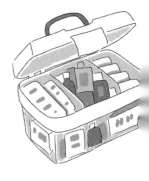

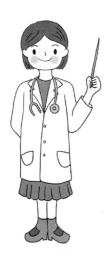

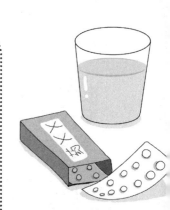

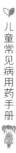

肥胖

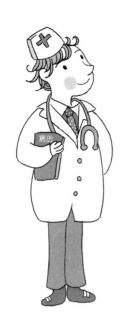

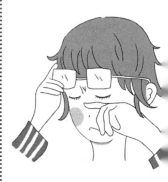

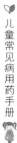

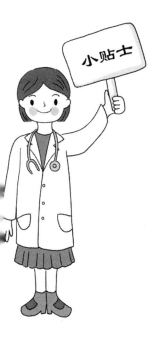

小贴士

目录

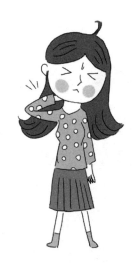

第二章

儿童用药常识

第一节　认识孩子的用药特点

第二节　如何给孩子科学用药

第三章

儿童用药禁忌

第四章

儿童合理用药

第一节　按"时"服药

第二节　正确服药有方法

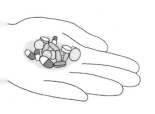

第三节　孩子使用注射剂，家长要当心

第四节　正确服用中药

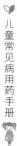

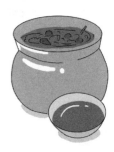

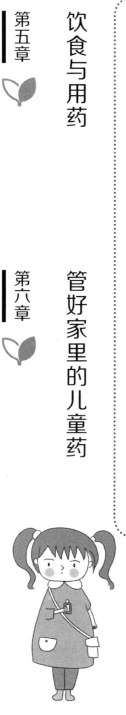

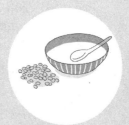

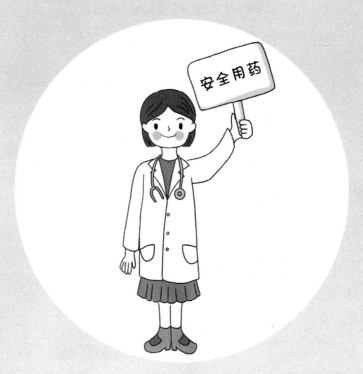

安全用药

第一章

儿童
常见病用药

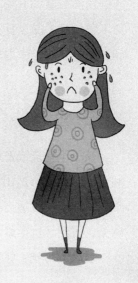

麻疹

为什么说麻疹是宝宝们的"阎王扣"？

民间流传有句谚语"孩子出来了疹和痘，才算解开了阎王扣"，意思是说所有的孩子都会得天花和麻疹，只有经过了这两道鬼门关，孩子才能顺利地存活下来。天花现已不复存在，但麻疹仍然是儿童常见疾病。

麻疹是儿童最常见的急性呼吸道传染病之一，传染性极强。没有得过麻疹的孩子，只要接触了麻疹病儿，几乎没有隐性感染，90%以上都会被传染，尤其是在人口密集而未普种疫苗的地区易于发生流行，每隔2～3年就有一次麻疹大流行。麻疹病毒属副黏液病毒，通过呼吸道分泌物飞沫传播。临床上以发热、上呼吸道炎症、眼结膜炎及皮肤出现红色斑丘疹和颊黏膜上有麻疹黏膜斑，疹退后遗留色素沉着伴糠麸样脱屑为特征。常并发呼吸道疾病，如中耳炎、喉－气管炎、脑炎、肺炎、心肌炎等，以及麻疹脑炎、亚急性硬化性全脑炎等严重并发症。上述这些并发症就像一道道"鬼门关"，如不及时诊治常会导致患儿死亡，严重威胁着儿童的健康和生命。

对付麻疹目前尚无特效药，我国自1965年开始普种麻疹减毒活疫苗后，麻疹的发病率显著下降。麻疹病毒仅有一个血清型，抗原性稳定。但麻疹病毒抵抗力不强，对干燥、日光、高温均为敏感，紫外线、过氧乙酸、甲醛、苯酚、乳酸和乙醚等对麻疹病毒均有杀灭作用，但麻疹病毒在低温中能长期存活。

孩子得了麻疹怎么治疗？

孩子不发烧或发烧不到38.5℃，无须服用退热药，因为患儿的体温过低，不利于麻疹的皮疹透出，且易发生并发症。如高热超过39℃时，可用小剂量的退热药；烦躁，可适当给予苯巴比妥等镇静剂；剧咳时，用镇咳祛痰剂；继发细菌感染，可给予抗生素。可选服含有非甾体抗炎药的布洛芬、对乙酰氨基酚。

退热剂可选：①布洛芬，儿童一次5～10毫克/千克体重，一日3次，每隔

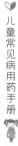

4 ~ 6 小时给予 1 次，24 小时内不得超过 4 次；栓剂 1 ~ 3 岁一次 50 毫克，超过 3 岁一次 100 毫克，如发热不缓解间隔 4 ~ 6 小时重复给予 1 次，24 小时内不得超过 200 毫克。②对乙酰氨基酚，儿童一次 10 ~ 15 毫克 / 千克体重，每隔 4 ~ 6 小时给予 1 次；或一日 1500 毫克 / 平方米，分 4 ~ 6 次服，每隔 4 ~ 6 小时给予 1 次；12 岁以下的患儿每 24 小时不超过 5 次量，一般不超过 3 天。或采用直肠用栓剂，一次 20 毫克 / 千克体重，每隔 6 小时给予 1 次。

对高热伴痉挛、抽搐的患儿，镇痉剂可选苯巴比妥，1 月龄婴儿 ~ 12 岁儿童初始剂量一次 1 ~ 1.5 毫克 / 千克体重，一日 2 次，维持量一次 2.5 ~ 4 毫克 / 千克体重，一日 1 ~ 2 次；12 ~ 18 岁青少年一次 60 ~ 180 毫克，一日 1 次。

麻疹患儿对维生素 A 需求量大，世界卫生组织推荐，维生素 A 缺乏地区的麻疹患儿应补充维生素 A，一日 1500U，或小于 6 个月婴儿单次口服 5 万 U，6 ~ 12 个月的婴儿每隔 4 ~ 6 月单次口服 10 万 U，1 岁以上的幼儿每间隔 4 ~ 6 月单次口服 20 万 U，但注意婴幼儿对大剂量的维生素 A 比较敏感，切不可使用过量。

怎样照顾得了麻疹的宝宝？

[1] 让患儿卧床休息，房间保持适当的温度和湿度，常通风保持空气新鲜。患儿有畏光症状时房内光线要柔和，避免阳光直射。

[2] 给予容易消化而富有营养的食物（如鸡蛋羹、蛋汤、菜粥、细面条），补充足量水分。

[3] 保持患儿的皮肤、黏膜、鼻腔、口腔的清洁，口腔应保持湿润清洁，可用 0.9% 氯化钠溶液（盐水）漱口，每天重复几次。一旦发现孩子手心、脚心有疹子出现，说明疹子已经出全，孩子已进入恢复期。家长应密切观察病情，出现并发症立即看医生。若眼睛分泌物过多可采用 3% 硼酸溶液、0.9% 氯化钠溶液冲洗，口唇干裂可涂覆植物油、凡士林、50% 甘油或维生素 E 乳膏。

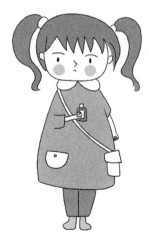

4 适量补充维生素 A、维生素 B、维生素 C，维生素 A 一日 1500U，或小于 6 个月婴儿单次口服 5 万 U；维生素 B₂ 一日 15～30 毫克，维生素 C 一日 100～300 毫克。

5 让孩子多喝水，多吃新鲜果蔬，多晒太阳，多做户外活动。

6 对接触过患儿的易感者进行应急接种疫苗，鉴于接种减毒疫苗后所产生的抗体比麻疹的潜伏期要早。因此，在接种后 2 天产生预防麻疹的效果。

孩子得了麻疹后，一般可获得终生免疫，基本上不会再得第 2 次麻疹。

免疫球蛋白对麻疹抵抗力低下的孩子有益吗？

肌内注射免疫球蛋白，一种从获得免疫的人体以及动物血浆或血清中提取的球蛋白（分为同源人类免疫球蛋白和其他免疫球蛋白），可以保护或削弱麻疹病毒对免疫不足个体的威胁。对于免疫功能低下的孩子，暴露于麻疹病毒后应尽快地接种免疫球蛋白，于 72 小时内注射最为有效，6 天内注射有效。对于个体而言，对在麻疹病毒暴露之前 3 周内以 100 毫克 / 千克体重，静脉注射免疫球蛋白可以预防个体麻疹感染。如下列个体曾经接触过麻疹确诊病例或可疑病例（非免疫的妊娠期妇女、9 个月龄以下婴儿），应考虑肌内注射免疫球蛋白。

风疹

风疹和麻疹一样吗？

风疹也称"德国麻疹"，或俗称风痧、痧子。风疹是一种由风疹病毒引起的急性呼吸道出疹性的传染病，儿童易得。由于主要症状与麻疹相似，都有发热、出疹，因此很多人将它与麻疹混为一谈。但其"元凶"不一，症状各异。

风疹的主要临床特征为上呼吸道轻度炎症，发热，全身红色斑丘疹，耳后、枕后及颈部淋巴结肿大，结膜充血，咳嗽、咽喉疼痛、流鼻涕、打喷嚏等呼吸道症状，病情较轻，预后良好。合并症有脑炎、心肌炎、关节炎和出血倾向。

风疹的传染源较为单一，风疹患者是唯一的传染源，通过飞沫传播，以冬、春季多见。风疹来去如风，来无影，去无踪，"作案隐蔽"。有些发病后并无皮疹，但有一个突出的痕迹，就是淋巴结肿大（耳后、颈后、枕后淋巴结肿大）、轻度压痛。

风疹的病程分为几期？

（1）**潜伏期**　此期间孩子没有不适，时间长短不一，一般为2~3周。

（2）**前驱期**　出疹前1~2天，症状轻微或无明显前驱期症状。可有低热或中度发热（37.5℃~38.5℃，极少超过39℃），伴随头痛、食欲减退、乏力和结膜充血，咳嗽、打喷嚏、流鼻涕、咽痛等轻微上呼吸道炎症；偶有呕吐、腹泻、鼻衄、齿龈肿胀等。部分孩子的咽部和软腭可见玫瑰色或出血性斑疹，皮疹为玫瑰色，开始稀少，到出疹期增多。

（3）**出疹期**　于发热第1~2天后出疹，皮疹最先出现于面颈部，24小时内布满躯干及四肢，但手掌和足底没有皮疹。皮疹为淡红色细点状斑疹、斑丘疹，或丘疹，直径2~3毫米，疹与疹之间的皮肤正常。面部、四肢远端皮疹较稀疏，部分融合后类似麻疹。躯干、背部皮疹密集，融合成片，类似猩红热皮疹。皮疹一般持续1~4天消退，出疹期常伴低热、轻度上呼吸道炎症。同时，全身浅表淋巴结肿大，以耳后、枕后和颈后淋巴结肿大最明显，肿大淋巴结轻度压痛、不融合、不化脓，脾脏轻度肿大。疹退时体温恢复正常，全身症状消失，而脾脏及浅表肿大的淋巴结消退较慢，常持续3~4周。皮疹消退后一般不留色素沉着（没有痕迹），也不脱屑。无皮疹性风疹指部分风疹儿童仅有发热、上呼吸道炎症、淋巴结肿大而无皮疹。感染风疹病毒后也可无任何症状和体征，血清学检查风疹抗体呈阳性，即所谓隐性染病或亚临床型病人。

准妈妈感染风疹，为何会生出畸胎儿？

准妈妈要是感染了风疹病毒，那麻烦可就大了，会导致新生儿患上"先天性风疹综合征"。这是因为风疹病毒先从呼吸道侵入人体，在呼吸道黏膜和附近的淋巴结上繁殖（复制病毒颗粒），衍生出无数的后代（病毒没有细胞结构，仅是颗粒复制），然后侵入血液继续繁殖，直至引起疾病。

如果碰上怀孕不足4个月的准妈妈，由于胎儿的胎盘发育不足，不能够阻止微小的风疹病毒侵入，病毒就会乘虚而入，钻进胚胎中感染胎儿。此时，胎儿正值发育的关键时期，被风疹病毒感染的细胞分化受到抑制，器官形成受到影响，就会产生先天性畸形。科学研究证实，风疹病毒是导致先天性致畸最危险的因素，可能引起先天性白内障、视网膜炎症、先天性心脏病、头部畸形、耳聋、智力障碍等疾病。上述畸形在出生时并不明显，但在数周后才显现出来，且逐渐并发抽搐、耳聋、视网膜病变等，发现时为时已晚。其中10%的畸形患儿会在1年内死亡。

此外，准妈妈感染病毒也会导致流产、早产、死产。一般在妊娠初期感染的危险性极大，伴随孕龄增加风险将逐渐减小。

儿童患风疹后该怎么治疗？

发热期间患儿应卧床休息，加强护理，室内空气保持新鲜，给予维生素及富营养易消化的食物或流食。高热、头痛者可用解热镇痛剂（选药和剂量参见麻疹内容）。咽痛者可用0.9%氯化钠溶液（淡盐水）、复方硼酸钠溶液漱口；结膜炎症可用0.25%氯霉素滴眼剂，或10%磺胺乙酰钠滴眼剂滴眼，一日3~4次；咳嗽可用祛痰药和止咳药。

风疹并发症的治疗需要到医院接受治疗。并发脑炎者，按乙型脑炎原则治疗。关节炎轻者不需治疗，局部疼痛者可用镇静镇痛剂，局部热敷或理疗。紫癜出血倾向严重者，可用糖皮质激素（泼尼松）治疗，必要时输注新鲜血液和血小板。

近年来风疹减毒活疫苗被证明安全有效，接种后抗体阳转率在95%以上，接种后仅个别有短期发热、皮疹、淋巴结肿大及关节肿痛等反应，免疫后抗体持久性大多可维持在7年以上。此外，也可接种麻疹－风疹－腮腺炎疫苗，接种后保护率可以达到95%~100%。

预防风疹注射疫苗管事儿吗?

答案是肯定的。接种风疹减毒活疫苗,可以有效地预防风疹病毒的感染,最大限度地减少妊娠期妇女、婴儿风疹综合征的发生率。因此,大力提倡准妈妈在怀孕前接种疫苗,怀孕后尤其是妊早期(怀孕约 4 个月内)应避免与风疹病人接触,一旦感染风疹,应立即权衡是否终止妊娠。

注射风疹减毒活疫苗的效果确切,美国在应用疫苗 20 年后,风疹的发病率减少了 99%。芬兰于 20 世纪 70 年代,推广疫苗接种,到 90 年底末期,几乎没有风疹发生,也基本消灭了风疹综合征。我国自 1981 年开始接种疫苗,也取得了较好的预防效果,疫苗的保护期至少为 7 ~ 10 年。

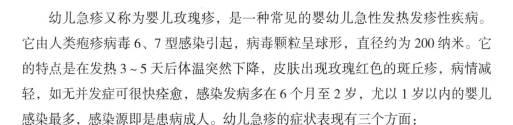

幼儿急疹

幼儿急疹(全身皮疹)是怎么回事儿?

幼儿急疹又称为婴儿玫瑰疹,是一种常见的婴幼儿急性发热发疹性疾病。它由人类疱疹病毒 6、7 型感染引起,病毒颗粒呈球形,直径约为 200 纳米。它的特点是在发热 3 ~ 5 天后体温突然下降,皮肤出现玫瑰红色的斑丘疹,病情减轻,如无并发症可很快痊愈,感染发病多在 6 个月至 2 岁,尤以 1 岁以内的婴儿感染最多,感染源即是患病成人。幼儿急疹的症状表现有三个方面:

(1)**发热** 潜伏期 1 ~ 2 周,平均 10 天。发病急促,多无前驱症状而突然高热,体温 39℃ ~ 40℃ 以上,高热初期可伴惊厥。孩子除了食欲缺乏外,一般精神状态无明显改变,但也有少数患儿有恶心、呕吐、咳嗽、鼓膜炎症、口周肿胀及血尿,极少数出现嗜睡、惊厥等,咽部和扁桃体轻度充血和头颈部、枕部淋巴结轻度肿大,表现为高热与轻度的症状及体征不相称。肿胀于退热后数周消退。

(2)**出疹** 发热 3 ~ 5 天后,热度突然下降,在 24 小时内体温降至正常,热退的同时或稍后出疹,皮疹为红色斑丘疹,散在,直径 2 ~ 5 毫米不等,压之褪色，很少融合。皮疹通常先发生于面颈部及躯干，后渐蔓延到四肢近端。持续1~3天后皮疹消退，疹退后不留任何痕迹（色素斑），没有脱屑和色素沉着。部分患儿早期腭垂可出现红斑，皮疹无需特殊处理，可自行消退。

（3）**其他症状** 包括眼睑水肿、前囟隆起、流涕、腹泻、食欲减退等。部分患儿颈部淋巴结肿大，但没有压痛。

孩子得了幼儿急疹怎么办？

幼儿急疹是一种自限性疾病，无须特殊治疗，高热时采用物理（冰袋、退热贴、温水擦浴、50%乙醇擦身）降温，适当应用含有对乙酰氨基酚或布洛芬成分的婴幼儿退烧药（如泰诺林、百服宁、美林等）；婴儿一旦出现高热惊厥，给予苯巴比妥钠或水合氯醛，10%水合氯醛溶液5~10毫升，加水稀释1倍后给孩子灌肠，一次灌入保持10~20分钟左右。此外，可适当补液（多喝水、鲜榨果汁）。中医药治疗早期治宜疏风解表，出疹期宜清热凉血。

一般来说，婴儿急疹在前几天发热阶段，无论采用什么退热措施，都不会维持体温正常。顶多几小时，药效稍退，体温即回升。因此，如果从发病初期就知道是幼儿急疹，就坚持不给孩子服用抗生素，因为抗生素对病毒没有作用。

猩红热

猩红热的"元凶"是谁？

猩红热与上面的传染病不太一样，它是细菌感染的疾病。罪魁祸首是链球菌家族的老大，说得确切点猩红热是A组溶血性链球菌感染引起的急性呼吸道传染病。链球菌通过说话、打喷嚏、咳嗽等途径直接传播。中医学称之"烂喉痧"。

其临床特征为发热、咽峡炎、全身弥漫性鲜红色皮疹和疹退后明显的脱屑。少数患儿患病后由于变态反应而出现心、肾、关节的损害。猩红热一年四季都可能发生，尤以冬、春季发病为多。患者和带菌者是主要传染源，经由空气飞沫传播，也可经由皮肤伤口或产道感染。人群普遍易感，但发病多见于儿童，尤以5～15岁学龄期儿童居多。

孩子得了猩红热有哪些症状？

猩红热的潜伏期有2～5天，也可少至1天，多至7天。

（1）**前驱期** 大多骤起畏寒、发热，严重者体温可升高到39℃～40℃，伴有头痛、咽痛、食欲减退、全身不适、恶心呕吐。婴儿可有谵妄和惊厥的表现。咽红肿，扁桃体上可见点状或片状分泌物。软腭充血水肿，并可有米粒大的红色斑疹或出血点，即黏膜内疹，一般先于皮疹而出现。

（2）**出疹期** 皮疹为猩红热最重要的症状之一，多数自起病第1～2天出现，偶有迟至第5天出疹。皮疹从耳后、颈底及上胸部开始，1日内即蔓延到胸、背、上肢，最后及于下肢，少数需经数天才蔓延及全身。典型的皮疹在全身皮肤充血发红的基础上散布着针帽大小，密集而均匀的点状充血性红疹，手压全部消退，去压后复现。偶呈"鸡皮样"丘疹，中毒重者可有出血疹，患者常感瘙痒。在皮肤皱褶处，如腋窝、肘窝、腹股沟部可见皮疹密集呈线状，称为"帕氏线"。面部充血潮红，可有少量点疹，口鼻周围相形之下显得苍白，称为"口周苍白圈"。

病初起时，舌被白苔，乳头红肿，突出于白苔之上，以舌尖及边缘处为显著。2～3天后白苔开始脱落，舌面光滑呈肉红色，并可有浅表破裂，乳头仍突起，称为"杨梅舌"。皮疹一般在48小时内达到高峰，2～4天可完全消失。重症者可持续5～7天甚至更久。颌下及颈部淋巴结可肿大，有压痛，一般为非化脓性。出疹时体温更高，皮疹遍布全身时，体温逐渐下降，中毒症状消失，皮疹消退。

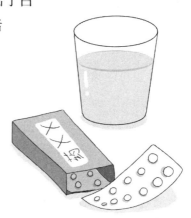

（3）**恢复期**　退疹后 1 周内开始脱皮，脱皮部位的先后顺序与出疹的顺序一致。躯干多为糠状脱皮，手掌足底皮厚处多见大片膜状脱皮，甲端皲裂样脱皮是此期的典型表现。脱皮持续 2～4 周，不留色素沉着。

孩子得了猩红热，为什么要格外注意观察咽喉或舌头的变化？

猩红热除发高热、寒战、头痛外，咽喉和舌头有特殊表现：

1 "烂喉痧"表现为咽喉红肿、溃烂，皮疹密布如沙，咽喉疼痛非常明显，扁桃体红肿，几乎封住了咽喉，红肿的部位覆盖着脓液，整个咽喉就像烂了一样。

2 得了猩红热的孩子舌头非常特殊，舌面鲜红，舌乳头突起。在疾病初期时，舌头上有白苔，就像我们常吃的草莓一样，常称为"草莓舌"。2～3 天后舌头上的白苔脱落，变得像杨梅一样，又称"杨梅舌"。

擒拿猩红热是青霉素的"拿手好戏"吗？

链球菌的对手是青霉素，而青霉素正是治疗猩红热的特效药。青霉素进入体内，可迅速杀灭链球菌，不仅效果好，且能预防急性肾小球肾炎与风湿热等并发症。青霉素属于杀菌药，可以干扰敏感细菌细胞壁黏肽的合成，使细菌体的细胞壁发生缺损，菌体失去渗透保护屏障后导致细菌肿胀、变形，在自溶酶的激活下，细菌破裂溶解而死亡。儿童肌内注射，按体重 2.5 万 U/ 千克体重，每隔 12 小时给予 1 次。

青霉素也可静脉滴注，儿童一日按体重 5 万～20 万 U/ 千克体重，分 2～4 次给药。新生儿（足月产）一次按体重 5 万 U/ 千克体重，肌内注射或静脉滴注给药；出生第 1 周每隔 12 小时给药 1 次，1 周以上者每隔 8 小时给药 1 次，严重感染者每 6 小时给药 1 次。早产儿每次按体重 3 万 U/ 千克体重给药，出生第 1 周每隔 12 小时给药 1 次，2～4 周者每隔 8 小时给药 1 次，以后每 6 小时给药 1 次。

1 青霉素类可引起严重的过敏反应，表现为过敏性休克、溶血性贫血、血清病型反应、药疹、药物热、接触性皮炎、间质性肾炎、哮喘发作等。因此，用前，选用 250～500U/ 毫升浓度的青霉素溶液，皮内注射 0.05～0.1 毫升用作青霉素类药的皮肤敏感试验。

[2] 静脉滴注时间不宜超过 1 小时（小溶剂容积、短时间），既可在短时间内形成高血浆浓度，又可减少因滴注时间过长药物裂环分解而致敏。

[3] 青霉素钾盐不可快速静脉滴注及静脉注射。

[4] 青霉素一定用足疗程，至少 6～10 天，不但要杀灭链球菌，且要清除链球菌所遗留的抗原（否则抗原与人体组织发生交叉免疫反应，沉积在心脏、肾脏、关节，导致心肌炎、肾小球肾炎、风湿热等后遗症）。

万一孩子对青霉素过敏，还可以选择哪些药？

部分儿童可能对青霉素有过敏反应，医生常选择以下的抗生素替代：

（1）**红霉素** 儿童一日 20～40 毫克 / 千克体重，分 3～4 次给予。

（2）**阿奇霉素** 儿童治疗中耳炎、肺炎时，第 1 日单剂量 10 毫克 / 千克体重顿服（日最大剂量不超过 0.5 克），第 2～5 日，一日 5 毫克 / 千克体重顿服（日最大剂量不超过 0.25 克）；用于治疗咽炎、猩红热、扁桃体炎，一日 12 毫克 / 千克体重顿服（日最大剂量不超过 0.5 克），连续 5 日。适于餐前 1 小时或餐后 2 小时服用

（3）**林可霉素** 儿童一日 30～60 毫克 / 千克体重，分 3～4 次服用，年龄小于 4 周的婴儿不宜使用。

（4）**克林霉素** 4 周或 4 周以上儿童，一日 8～16 毫克 / 千克体重，分 3～4 次服用，4 周以下婴儿不宜使用。

预防和治疗孩子猩红热有哪些好办法？

（1）**隔离患者** 猩红热也可由带着细菌的玩具、食品、文具传播，偶见通过伤口和产道感染。因此，必须注意隔离，隔离患者 6 天以上，直至咽拭子培养 3 次呈阴性，且无并发症时，方可解除隔离。对咽拭子培养持续阳性者应延长隔离期。

（2）**一般治疗** 急性期应卧床休息，多吃流食稀软、清淡的食物，多喝水、新鲜果蔬汁。保持口腔及皮肤清洁卫生，预防继发感染，年龄稍大的孩子可用淡盐水漱口。

（3）**抗生素疗法** 青霉素是治疗猩红热和一切链球菌感染的常选药，早期应用可缩短病程、减少并发症，病情严重者可增加剂量。为彻底消除病原菌、减少并发症，疗程至少 10 天。青霉素过敏者可用红霉素或克林霉素。

（4）**对症治疗** 高热时可用小剂量的解热镇痛药，或用物理降温等方法。若发生感染中毒性休克，应积极补充血容量（静脉滴注葡萄糖注射液、维生素 C），纠正酸中毒。对并发的中耳炎、鼻窦炎、肾炎、心肌炎等并发症，给予积极治疗，并适量补充维生素 A、维生素 B 及维生素 C。

水痘

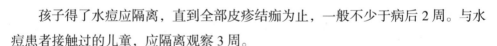

孩子得了水痘该如何治疗？

孩子得了水痘应隔离，直到全部皮疹结痂为止，一般不少于病后 2 周。与水痘患者接触过的儿童，应隔离观察 3 周。

治疗水痘无特效药，主要是对症处理及预防皮肤继发感染，保持清洁，避免抓搔。加强护理、勤换衣服、勤剪指甲，防止抓破水疱继发感染。

局部治疗以止痒和防止感染为主，建议对有疱疹、痂疹、有渗出液、疼痛的病儿，可以选择烤灯照射，一般以感到发热为宜，一次 20 分钟，一日 2 次，连续 3 天。局部可外搽炉甘石洗剂，疱疹破溃或继发感染者可外涂 1% 甲紫溶液或抗生素软膏

（红霉素、莫匹罗星），也可用 0.1% 苯扎溴铵（新洁尔灭）溶液擦洗。继发感染全身症状严重时，可用抗生素。但忌用糖皮质激素（地塞米松、泼尼松、甲泼尼龙），因为糖皮质激素可掩盖细菌和病毒感染，减弱人体抵抗力，加重水痘泛发。

对免疫能力低下的播散性水痘者、新生儿水痘或水痘性肺炎、脑炎等严重病例，应及早采用抗病毒药治疗。阿昔洛韦是目前治疗水痘 – 带状疱疹的首选抗病毒药，但需在发病后 24 小时内应用，这样效果更佳。或加用 α – 干扰素，以抑制病毒复制，防止病毒扩散，促进皮损愈合，加速病情恢复，降低病死率。

阿昔洛韦用于免疫缺陷者皮肤黏膜单纯疱疹，婴儿与 12 岁以下儿童，一次 250 毫克 / 平方米，一日 3 次，每隔 8 小时给予 1 次，连续 7 天，12 岁以上按成人量一次 5 ~ 10 毫克 / 千克体重，一日 3 次，每隔 8 小时给予 1 次，连续 7 ~ 10 天。用于单纯疱疹性脑炎，一次 10 毫克 / 千克体重，一日 3 次，每隔 8 小时给予 1 次，连续 10 日。用于免疫缺陷者合并水痘感染，一次 10 毫克 / 千克体重，或一次 500 毫克 / 平方米，一日 3 次，每隔 8 小时给予 1 次，连续 10 天。

水痘患儿为什么不能服用阿司匹林？

孩子发热，可选对乙酰氨基酚、布洛芬退烧，但不能选择阿司匹林（包括贝诺酯、阿司匹林精氨酸盐、阿司匹林赖氨酸盐、水杨酸钠）。因为在水痘发作期间，可能发生一种"内脏脂肪变性综合征"的并发症，对人体的大脑、肝脏有严重损伤，病死率在 10% 以上。水痘患儿若服用阿司匹林会加重发生内脏脂肪变性综合征的概率。

因为婴幼儿的大脑、肝肾等器官正处于发育阶段，血脑屏障尚未健全，阿司匹林可进入上述脏器组织与病毒产物抗原结合，发生变态反应；同时抑制抗病毒感染最重要的活性物质——内源性干扰素的产生而诱发瑞氏综合征。通常先出现发热头痛、流涕等上呼吸道感染症状、乏力，伴有频繁而剧烈的呕吐，导致脱水、酸中毒和电解质紊乱，并出现肝肿大、黄疸、肝脏转氨酶升高，病情急转直下，出现进行性意识障碍、昏迷、惊厥、肌张力增高、呼吸障碍，患儿可在 1 ~ 3 天内死亡。据美国医学界报告，瑞氏综合征的死亡率高达 42%，幸存者常留下永久性脑损害和肝脏脂肪变性，并出现智力低下甚至痴呆、言语不清、运动障碍等后遗症。

所以，千万别给患水痘期间的孩子选服阿司匹林！

如何预防水痘病毒？

☐1 根据情况，对接触水痘疱疹液的衣服、被褥、毛巾、敷料、玩具、餐具等分别采取洗、晒、烫、煮、烧消毒，且不与健康人共用。同时还要勤换衣被，保持皮肤清洁。

☐2 定时打开窗户。空气流通也有杀灭空气中病毒的作用，但房间通风时要注意防止孩子受凉。房间尽可能让阳光照射，打开玻璃窗户。

☐3 控制感染源，隔离患儿至皮疹全部结痂为止，对已接触的易感儿，应检疫 3 周。

☐4 对免疫功能低下、应用免疫抑制剂者及妊娠期妇女，若有接触史，可肌内注射丙种球蛋白，或带状疱疹免疫球蛋白。

☐5 水痘减毒活疫苗是一种在许多国家被批准临床应用的人类疱疹病毒疫苗，接种后水痘疫苗对接种者有较好的保护作用。

川崎病

小儿皮肤黏膜综合征为什么又称为"川崎病"？

小儿皮肤黏膜综合征也称为"川崎病"，本病 1967 年由日本医生川崎富作首次报道，因而以他的名字命名。川崎病是一种以全身血管炎为主要病变的急性发热出疹性小儿疾病。高发年龄为 5 岁以下婴幼儿，男孩多于女孩（大约5：1），成人及 3 个月以下小儿少见。临床表现可有发热、皮疹、颈部非脓性淋巴结肿大、眼结膜充血、口腔黏膜弥漫充血、杨梅舌、掌跖红斑、手足硬性水肿等。由于川崎病可引发严重心血管并发症而引起人们重视，未经治疗的患儿心血

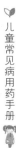

管并发症发生率达 20% ~ 25%。

川崎病的病因迄今未明，根据以往数次小流行中曾有家庭发病情况，临床上又有许多表现酷似急性感染，提示似有病原体存在。男婴发病较多，日本发病率高，但至今未找到直接致病病原体，感染的说法不能完全确立。在所有病原菌中最受关注的是链球菌，但至今从未由患儿体内分离到链球菌。

川崎病有哪些症状？

孩子得了川崎病首先是发热，发热消退 1 ~ 2 天又升高，热程可长达 3 ~ 4 周，服用退热药后体温仅短时间内降低。发热数日后掌跖面红肿且痛，躯干部出现大小不一的斑丘疹，形态无特殊，面部、四肢也有斑丘疹但不瘙痒，无疱疹或结痂。发热数日两侧眼结膜充血，球结膜尤重，仅少数并发化脓性结膜炎。唇面红肿、干燥和皲裂，甚至出血；舌常呈杨梅舌，口腔黏膜充血，但无溃疡。

此外，部分患儿早期有淋巴结肿大，见于一侧或双侧，但非化脓性，数日后消退，有时肿胀波及颌下，甚至被误诊为腮腺炎。淋巴结肿仅限于颈部前三角，不痛，波及其他部位很少。病程第 2 周，部分患儿手、足部脱皮，从甲床移行处开始，部分可先表现为肛周脱屑。

治疗川崎病的药品有哪些？

由于川崎病的致病微生物迄今未明，因此也谈不上根除治疗，目前仅能对症治疗。急性期治疗包括静脉滴注丙种球蛋白、口服阿司匹林、糖皮质激素等。

（1）**静脉滴注丙种球蛋白** 可降低冠状动脉瘤并发症的发生率。用法为 400 毫克 / 千克体重，单剂量静脉滴注，于发病 10 ~ 12 小时输入。建议用药时间为发病后 5 ~ 10 天。5 天以内用药发生无反应性概率更高，10 天后冠脉瘤发生率增加。用药后，发热和其他炎症反应表现均于 1 ~ 2 天内迅速消失。

（2）**阿司匹林** 阿司匹林不仅退热，还可抑制血小板异常聚集，控制血栓形成。口服一日 50 毫克 / 千克体重，分 3 ~ 4 次服用，连续 14 天，之后减量顿服，或热退后 3 天减为小剂量口服。

第一章 儿童常见病用药

（3）**糖皮质激素** 仅用于静脉丙种球蛋白输注无反应性患儿的二线治疗。无效的病例可采用糖皮质激素甲泼尼龙一日 20 毫克 / 千克体重，连续 5 天静脉滴注冲击治疗，后改为口服一日 2 毫克 / 千克体重，直至 C 反应蛋白正常。糖皮质激素可以缓解症状，但发现皮质激素易致血栓形成，并妨碍冠状动脉病变修复，促进动脉瘤形成，因此不主张单用泼尼松、甲泼尼龙等皮质激素治疗。除非并发严重心肌炎或持续高热重症病例，可应用泼尼松和阿司匹林联合治疗。为控制川崎病的早期炎症反应，一般不单用糖皮质激素。

百日咳

百日咳真会咳嗽一百天吗？

百日咳是一种由百日咳杆菌引起的急性呼吸道传染病，自广泛实施百日咳菌苗免疫接种后，百日咳的发生率已大为减少。百日咳的临床特征为咳嗽逐渐加重，呈典型的阵发性、痉挛性咳嗽，咳嗽终末出现深长的鸡啼样吸气性吼声，其病程漫长可达 2～3 个月，因此才有了"百日咳"之称。

百日咳有哪些症状？

百日咳的潜伏期为 2～20 天，一般为 7～10 天。典型病程分为三期：

（1）**卡他期（前驱期）** 自起病至痉咳出现，大约 7～10 天。初起类似一般上呼吸道感染症状，包括低热、咳嗽、轻微的流鼻涕、打喷嚏、鼻子不通气等。3～4 日后其他症状好转而咳嗽加重。此期传染性最强，但治疗效果也最好。

（2）**痉咳期** 大约过了 2～3 天后，咳嗽越来越重，尤其是到了晚上，咳嗽由单声咳变为阵咳，连续十余声至数十声短促的咳嗽，继而一次深长的吸气，因声门仍处收缩状态，因此会发出鸡鸣样吼声，以后又是一连串阵咳，如此反复，直至咳出黏稠痰液或吐出胃内容物为止。每次阵咳发作可持续数分钟，每日可达十数次至数十次，日轻夜重。阵咳时，患儿往往面红耳赤，涕泪交流、面唇发绀，大小便失禁。少数患儿痉咳频繁可出现眼睑浮肿，眼、鼻黏膜出血，舌外伸被下门齿损伤舌系带而形成溃疡。年长的儿童可无典型痉咳，婴儿由于声门狭小，痉咳时可发生呼吸暂停，并可因脑缺氧而抽搐，甚至死亡。此期短则 1~2 周。长者可达 2 个月。

（3）恢复期 阵发性痉咳逐渐减少至停止，鸡鸣样吼声消失。此期一般为 2~3 周，若有并发症可长达数月。

百日咳为什么会引起新生儿猝死？

小小的婴儿，尤其是出生后 3 个月以内的婴儿，有两个生理缺陷：①由妈妈体内带来的抗体快没有了，尤其是百日咳抗体，分子和个头太大，无法透过血脑屏障，所以，新生儿一出生就是百日咳的易患儿。一旦接触了百日咳杆菌，几乎就是 100% 的感染者。②小婴儿的呼吸系统发育不全，胸壁极薄，呼吸肌软弱，胸腔压力小，没有足够的力量咳嗽。所以，小婴儿患上百日咳，往往不能产生剧烈的咳嗽，也没有吸气时鸡鸣样的回声，同时，小婴儿的神经系统发育也不完善，咳嗽反射差，加之气管、支气管的管道狭窄，痰液不易咳出，容易堵塞在呼吸道内，造成屏气、面色青紫、呼吸暂停。由于脑缺氧，小婴儿还会发生抽搐、惊厥，有些婴儿可能因为这种呼吸暂停而突然死亡。所以在百日咳所致死亡的病例中，大约 40% 是 4 个月以下的小婴儿。因此，临床上也把百日咳作为新生儿猝死的原因之一。

因此，小婴儿的家长要注意，百日咳的传染源来自家庭，成人得了咳嗽，一定注意隔离，及早治疗，与孩子保持距离（要知道，此时的孩子尚未接种过百日咳疫苗）。

治疗百日咳患儿可应用哪些药品？

百日咳一般采用对症治疗的方法，先进行呼吸道隔离，保持空气清新，注意营养及良好护理，避免刺激、哭泣而诱发痉咳。婴幼儿痉咳时可采取头低位，轻拍背。咳嗽较重者睡前可用氯苯那敏（扑尔敏）2~4毫克或异丙嗪（非那根）12.5毫克顿服，有利于睡眠，也减少阵咳。也可用盐酸普鲁卡因一次3~5毫克/千克体重，加入5%葡萄糖注射液30~50毫升中静脉滴注，一日1~2次，连续3~5天，有解痉作用。维生素K_1也可减轻痉咳。患儿发生窒息时应及时做人工呼吸、吸痰和给氧。重者可适当加用镇静剂，如苯巴比妥或安定等。痰稠者可给予祛痰剂或雾化吸入。重症婴儿可给予糖皮质激素（地塞米松、泼尼松）以减轻炎症。

中成药治疗可选宣通理肺、顺气止咳的制剂，如甘露消毒丹、白及颗粒、化虫丸、肥儿丸、清肺止咳散、复方百部止咳冲剂（糖浆）、小儿百日咳散等。胆汁类制剂对百日咳杆菌也有显著的抑制作用。

腮腺炎

流行性腮腺炎对孩子有哪些危害？

流行性腮腺炎俗称"痄腮"，一年四季均有流行，尤以冬、春两季常见，是儿童和青少年期常见的呼吸道传染病。腮腺炎是由腮腺炎病毒引起的急性、全身性感染，以腮腺肿痛为主要特征，有时也可累及其他唾液腺。常见的并发症为病毒性脑炎、睾丸炎、胰腺炎及卵巢炎。腮腺炎病毒属副黏液病毒科。患者是传染源，通过直接接触、飞沫、唾液为主要传播途径。接触病人后2~3周发病。流行性腮腺炎前驱症状较轻，主要表现为一侧或两侧，以耳垂为中心，向前、后、下肿大，肿大的腮腺常呈半球形边缘不清，表面发热，有触痛。7~10天消退。流行性腮腺炎为自限性疾病（即疾病发展到一定程度能自动停止，并逐渐恢复痊愈），但目前尚缺乏特效药，抗生素治疗基本无效，但此病一般预后良好。

流行性腮腺炎为什么会伤及男孩子的"小蛋蛋（睾丸）"?

流行性腮腺炎的潜伏期有 8 ~ 30 天，平均 18 天，起病大多较急促，无前驱症状。常有发热、畏寒、头痛、肌痛、咽痛、食欲减退、恶心、呕吐、全身不适等表现，数小时后腮腺肿痛，逐渐明显，体温可达 39℃以上。

腮腺肿痛最具特征性，最爱伤及男孩子的"小蛋蛋"，病毒除了侵犯唾液腺引起腮腺肿大之外，还专门爱往生殖、内分泌、神经系统（如睾丸、卵巢、胰腺）里钻，尤其容易引起男孩子（大约30%）的睾丸肿胀、疼痛，甚至不能或影响走路（睾丸炎、附睾炎）。另外，腮腺肿胀一般以耳垂为中心，向前、后、下发展，状如梨形，边缘界限不清；局部皮肤紧张，发亮但不发红，触之坚韧有弹性，有轻触痛，张口、咀嚼（尤其进酸性饮食）时刺激唾液分泌，导致疼痛加剧。通常一侧腮腺肿胀后 1 ~ 4 天累及对侧，双侧肿胀者约占75%。颌下腺或舌下腺也可同时被累及。仅 10% ~ 15% 的患儿有颌下腺肿大。重症者腮腺周围组织高度水肿，使容貌变形，并可出现吞咽困难。腮腺管开口处早期可有红肿，挤压腮腺始终无脓性分泌物自开口处溢出。咽及软腭可有肿胀，扁桃体向中线移动。腮腺肿胀大多于 3 ~ 5 天到达到高峰，7 ~ 10 天逐渐消退而恢复正常。腮腺肿大时体温升高多为中度发热，5 天左右降至正常，病程 10 ~ 14 天。

孩子得了流行性腮腺炎，家长应该采取哪些措施?

鉴于腮腺炎由病毒感染引起，且腮腺肿胀、疼痛表现于病毒繁殖的高峰 2 天之后。因此，选择抗生素、抗病毒药治疗基本无效。目前，主要依靠对症治疗：

[1] 隔离患儿，让孩子卧床休息，直至腮腺肿胀完全消退。

[2] 注意口腔清洁，饮食以流质或软食为宜，避免酸辣刺激性食物，保证水分（水、果汁）的摄入。

[3] 可用中草药治疗，紫金锭、青黛散或如意金黄散，用米醋调和后外敷腮腺处。

④ 体温达 38.5℃ 以上者可用对乙酰氨基酚、布洛芬等解热镇痛药；呕吐严重者，可选择多潘利酮，1 个月至 12 岁儿童，一次 0.2～0.5 毫克/千克体重，一日 3～4 次；12～17 岁儿童一次 10～20 毫克，一日 3～4 次，于餐前 30 分钟左右服用。并发脑膜脑炎者给予镇静、降低颅压等药。

⑤ 睾丸炎患儿疼痛时给予解热镇痛药，局部冷敷并用睾丸托托起，可用糖皮质激素。如果并发胰腺炎，应禁食、由静脉通路补充能量、维生素 B 和维生素 C，注意水、电解质平衡。

破伤风

为什么要警惕新生宝宝感染破伤风？

新生儿破伤风又称为"四六风""脐风""七日风"等，是由破伤风梭菌侵入脐部，产生毒素而引起的以牙关紧闭和全身肌肉强直性痉挛为特征的急性严重感染性疾病。伴随着我国城乡新法接生技术的应用和推广，本病的发病率已经明显降低。但在偏远山区或农村，由私人接生的新生儿仍有可能发生。接生儿断脐时，接生人员的手或所用的剪刀、纱布未经消毒或消毒不严密，或出生后不注意脐部的清洁消毒，致使破伤风梭菌自脐部侵入而引起。多数发生在出生后 4～7 天。

破伤风梭菌为革兰染色阳性，一种梭形厌氧菌，广泛分布于自然界。在土壤、尘埃、人畜粪便中都存在。它的抵抗力极强，在无光照射的土壤中可存活几十年，能耐煮沸 60 分钟，干热 150℃ 大约 1 小时，5% 苯酚（石炭酸）10～15 小时。需高压消毒，用碘酒等含碘的消毒剂或其他消毒剂（如环氧乙烷）才能将其杀灭。

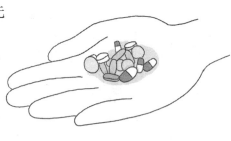

为什么破伤风又叫"恐水症"？

破伤风的潜伏期有 4～7 天，此期时间愈短，病情愈重，病死率也就愈高。破伤风的早期症状为新生儿哭闹、口张不大、吸吮困难，如用压舌板压舌时，用力愈大，张口愈困难，压舌板反被咬得越紧，称为压舌板试验阳性。随后牙关紧闭，面肌紧张，口角上牵，呈"苦笑"面容，伴有阵发性双拳紧握。上肢过度屈曲，下肢伸直，呈角弓反张状（角弓反张），呼吸肌和喉肌痉挛可引起青紫窒息。此外，任何轻微的刺激（声、光、轻触、饮水、颤动、轻刺等），都可诱发痉挛或加重发作，因此也称它为"恐水症"。痉挛发作时患儿神志清楚为本病的特点。经及时处理能度过痉挛期者（一般需 3 周左右），其发作逐渐减轻，发作间隔时间延长，能吮乳。完全恢复约需 2～3 个月。病程中常并发肺炎和败血症。

控制痉挛是破伤风治疗成功的关键吗？

婴儿抽搐可致严重缺氧，同时也会导致脑细胞缺氧坏死，引发智障，甚至死亡。因此，控制抽搐是治疗破伤风的关键。首先选择镇静剂：

[1] 地西泮（安定）作为首选，缓慢静脉注射，5 分钟内即可达有效浓度。但半衰期短，不适合做维持治疗，一次 0.1 毫克 / 千克体重，每隔 4～6 小时给药 1 次，重症用药间隔可缩短至 3 小时 1 次，痉挛短暂停止后立即留置胃管，地西泮改用口服制剂，由胃管注入。

[2] 苯巴比妥钠（鲁米那钠）是治疗新生儿其他惊厥的首选药，但用于治疗破伤风，难以很好地控制痉挛，可与地西泮交替使用，肌内注射，初始一次 10～20 毫克 / 千克体重，以后维持一次 2.5～5 毫克 / 千克体重，每隔 4～6 小时给药 1 次。对于痉挛持续状态，可以缓慢静脉注射，初始一次 10～20 毫克 / 千克体重，以后维持一次 2.5～5 毫克 / 千克体重，一日 2 次。

[3] 10% 水合氯醛溶液一次 8～10 毫升，加水 1 倍稀释后由胃管注入或灌肠，作为痉挛发作时的临时用药。

[4] 硫喷妥钠，作为使用以上药品后仍痉挛不止时的选择。肌内注射或缓慢静脉注射。

此外，马血清破伤风抗毒素只能中和游离的破伤风毒素，越早用越好。青霉素或头孢菌素、甲硝唑静脉滴注，可以杀灭破伤风杆菌。

如何预防新生宝宝破伤风？

1 对接生消毒不严者，争取在 24 小时内剪去残留脐带的远端，再重新结扎，近端用 3% 过氧化氢（双氧水）溶液或 1：4000 高锰酸钾液清洗后涂敷 2% 碘酊，同时肌内注射破伤风抗毒素或人免疫球蛋白。

2 对不能保证无菌接生的产妇，目前已在开展的给产妇注射破伤风类毒素的方法，能有效预防新生儿破伤风的发生。

3 将患儿置于安静、避光的环境中，尽量减少刺激以减少痉挛发作。必需的操作如测体温、翻身等尽量集中进行。及时清除痰液，保持呼吸道通畅及口腔、皮肤清洁。孩子病初应暂禁食，通过静脉供给营养及药物，痉挛减轻后再胃管喂养。

4 脐部用 3% 过氧化氢清洗，再涂抹碘酒以消灭残余破伤风杆菌。

白喉

孩子得了白喉，该如何治疗？

白喉患者应卧床休息并减少活动，一般不少于 3 周，假膜广泛者延长至 4～6 周。要注意口腔和鼻部卫生。同时，进行抗生素、抗毒素的治疗。

1 抗生素能抑制白喉杆菌生长，从而阻止毒素的产生。常选青霉素，青霉素有消灭白喉杆菌和防止继发感染的效果，宜及早足量使用，约需 7～10 天，用至症状消失和白喉杆菌培养转为阴性为止（细菌清除）。对青霉素过敏者或应用青霉素 1 周后培养仍是阳性者，可改用红霉素，分 4 次口服或静脉给药，疗程同上。阿莫西林、氨苄西林、利福平等也可能有效。

2 白喉抗毒素治疗：抗毒素可以中和游离的毒素，但不能中和已结合的毒素。在病程初 3 日应用者效果较好，以后疗效即显著降低，因此应尽量早用。剂量决定于假膜的范围、部位及治疗的早晚。发病 3 日后方治疗者剂量加倍。抗毒素可以肌内注射或稀释后静脉滴注，一次给完。24 小时后病变继续扩大者可再以同等量肌内注射一次。注射抗毒素前应询问过敏史，并进行皮肤过敏试验，试验阴性者方可应用，阳性者按脱敏法给予。也可注射百白破三联疫苗，适合 7 岁以下的孩子，接种后对白喉的保护期可维持 5 ~ 6 年，7 岁以上的儿童宜选择白破二联疫苗。

3 有呼吸困难和喉阻塞症状者，应及时吸氧、施行气管切开术。

手足口病

什么是手足口病？

手足口病是由肠道病毒引起的一种传染病，主要引起手、足、口腔等部位疱疹，其中少数患儿可引起心肌炎、肺水肿、无菌性脑膜脑炎等病。手足口病的潜伏期为 2 ~ 7 天，传染源包括患者和隐性感染者。患者在发病急性期（发病 1 ~ 2 周）可自咽部排出病毒；另疱疹液中含大量病毒，破溃时病毒溢出，接触后发生感染。

手足口病的患者主要为学龄前儿童，尤以小于 3 岁的幼儿发病率最高，每隔 2 ~ 3 年在人群中可流行 1 次。疾病分布广，无严格地区性，四季均可发病，以夏秋季多见，冬季少见。在流行期间，幼儿园和托儿所易发生集体感染。其传染性强，传播途径复杂，传播快，在短时间内即可造成大流行。

手足口病起病急促，可伴发热，初期发热并不严重，约 38℃ 左右，白细胞计数轻度升高。于发热 2 天后，在口腔黏膜、手、足皮肤出现散在点状玫瑰色斑、丘疹，直径 2 ~ 10 毫米，渐成为水疱，周围充血。发生在口腔黏膜出现散在疱疹，如米粒大小，疱疹的破溃迅速，可融合成片，表面有黄白或灰黄色伪膜，灼痛明显。而皮肤上的水疱则不疼痛，也不易破溃，数日后干燥结痂。手掌或脚掌部出现米粒大小疱疹，臀部或膝盖偶可受累，疱疹周围有炎性红晕，疱内液体较少。部分患儿可伴有咳嗽、流涕、头痛、食欲减退、恶心、呕吐、拒食、哭闹、流涎等症状。极少数患儿可引起脑膜炎、脑炎、心肌炎、弛缓性麻痹、肺水肿等严重并发症。

如何治疗手足口病？

目前，针对手足口病尚无特效治疗药，主要采取对症治疗。

在患儿发热期间，要多休息，多饮水，吃些稀软易消化的食物和富含维生素的水果和蔬菜。根据病情，可选用抗病毒药、维生素类、解热镇痛剂，也可应用清热解毒的中成药，如清瘟解毒丸等。维生素可补充维生素 B_2、维生素 C、维生素 E，维生素 E 一次 2～5 毫克，一日 3 次。尽量不使皮肤疱疹溃破，应让其自然吸收，干燥结痂。口腔疱疹和溃疡，可选用 1% 龙胆紫地卡因液作局部涂敷，一日 3 次，以减轻口痛。年龄较大的儿童可用 0.1% 醋酸氯己定溶液、淡盐水漱口，每日数次，以保持口腔清洁。

中药治疗的疗效颇佳，既能缓解、消除症状，又可缩短病程。在发病的早期和中期，一般多采用清热解毒、化湿凉血疗法，常用药物有银花、连翘、黄芩、栀子、生苡仁、牛蒡子、蝉衣、紫草、芦根、竹叶、生石膏、黄连、灯心草、六一散等；在发病的后期，若见手足心热、食少、烦躁不安等症，可以再加入生地黄、麦冬、白薇、玉竹等养阴清热之品。

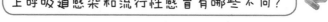

感冒

上呼吸道感染和流行性感冒有哪些不同？

感冒十分常见，是儿童的常见病，由病毒感染而引起的急性上呼吸道的炎症，主要侵犯鼻、咽、喉、呼吸道。感冒在一年四季均可发病，尤以冬、春季较为多见。根据病原体、传播和症状不同，分为上呼吸道感染（简称"上感"）和流行性感冒（简称"流感"）。

（1）上感　俗称伤风或急性鼻卡他，由鼻病毒、腺病毒、柯萨奇病毒、冠状病毒、副流感病毒等感染而致，其中鼻病毒常引起"鼻感冒"；腺病毒常引起"夏感冒"；埃可病毒和柯萨奇病毒常引起"胃肠型感冒"。感冒的传播途径有两种：①直接接触传染；②由感冒者的呼吸道分泌物（鼻黏液、打喷嚏或咳嗽产生的气溶胶）而传染。如感冒者以其鼻黏液传播病毒，污染手或室内物品，再由此到达易感者之手，进而接种于鼻黏膜。此外，人对感冒病毒的易感性，也受许多因素（环境、体质、情绪）的影响。

（2）流感　常由流感病毒引起，一年四季中皆可发病，但以冬、春季较多，起病急，传染性强，往往在短时间内使很多人患病。流感一般2～3年小流行1次，多由B型病毒所致，如果发生大的变异出现新的亚型，人体对新的亚型完全缺乏抵抗力，将会引发大的流行，大约15年发生1次。散发的流感多由C型病毒所致。儿童对流感病毒的抵抗力弱，发病率高于成年人，其中以5～14岁儿童高发。流感潜伏期为数小时至4天，并发症较多（如肺炎、心肌炎、心肌梗死、哮喘、中耳炎、鼻窦炎、咽喉炎、扁桃体炎），体弱者易并发肺炎。

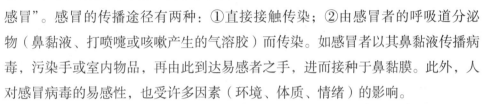

哪些症状提示孩子感冒了？

孩子感冒了，您可以留心一下，从以下五个方面观察孩子的改变：

1 孩子发烧吗？

感冒后1天左右全身可有畏寒、疲乏、无力、全身不适，有时有轻度发热或不发热、头痛、四肢痛、背部酸痛；婴幼儿则可能伴有高烧（38.5℃以上，表现为晨低午后升高），并有恶心、呕吐、腹泻等胃肠症状。

[2] **孩子的鼻子堵塞吗?**

孩子鼻塞、不通气,是病毒进入儿童的鼻黏膜细胞,释放出引起发炎的物质,使鼻腔及鼻甲的黏膜血管收缩、充血、流鼻涕,或有水肿,同时嗅觉减退。

[3] **孩子打喷嚏吗?**

感冒后病毒进入鼻黏膜的细胞,黏膜细胞会释放出引起发炎的物质,鼻涕增多,使黏膜肿胀。肿胀的黏膜产生较多的呈黏液性或脓性黏液,有一部分会流出来,这就是流鼻涕。打喷嚏是由于鼻神经末梢觉察到鼻黏膜肿胀,大脑便做出反应,命令有关肌肉出现动作,便会打喷嚏。

[4] **嗓子疼痛吗?**

张开嘴打开手电可以观察到咽部可有轻、中度充血,并有咽喉肿痛、咽部干燥、声音嘶哑和咳嗽等症状。

[5] **血常规检查正常吗?**

可见白细胞计数仍属于正常或偏低。当并发细菌性感染时,则白细胞计数增多,C 反应蛋白升高。

流感发病更为急骤,局部和全身症状表现得较为严重。其可分为 4 种类型:①单纯型:全身酸痛、周身不适、食欲减退不想吃饭、乏力、高热、头痛、畏寒等,上呼吸道症状可能有流涕、鼻塞、喷嚏、咽喉痛、干咳、胸背后痛和声音嘶哑等,典型病程大约 1 周;②肺炎型:在流行期间多见于小儿及老年体弱者,临床可见持续高热、呼吸困难、咳嗽、发绀及咯血等,肺部可听到湿性啰音;③胃肠型:除全身症状外,还有恶心、呕吐、腹痛、腹泻等胃肠道症状,典型病程 2~4 天,可迅速康复;④神经型:表现为高热不退、头痛、谵妄,以至昏迷,有时可见到儿童高热抽搐。

谁是流感传播的罪魁祸首?

流感常常由流感病毒 A 型、B 型、C 型及变异型等(或者叫作甲、乙、丙型及变异型)所引起,病毒的外观和形态看起来,像球形或丝状形,其中 A、B 两型病毒的外部有糖蛋白层,内含血凝素和神经氨酸酶,极易发生变异;C 型病毒含有血凝素,但不含神经氨酸酶,所以很少发生变异。

流感的病原主要是患有流感患者或隐型感染者，主要通过空气的飞沫传播，或由患者在打喷嚏、咳嗽、说话时所喷出的飞沫感染，其传染性极强，传播速度非常迅速，极易造成大流行。流感的并发症比较多（如肺炎、心肌炎、哮喘、中耳炎），儿童、体弱者易并发肺炎。其潜伏期长者为 4 天，短者才 2~6 小时，一般为 1~2 天。

儿童上呼吸道感染该如何治疗？

儿童感冒主要是对症治疗和家庭护理，且病情具有自限性（病程大约 3~7 天，症状多在病毒颗粒复制的 1~2 天后出现），原则上尽量不用药，对并发症状较重者宜采用对症治疗（解热、镇痛、镇咳、祛痰、减轻鼻充血等），以缓解症状。如果需要应用抗生素和抗病毒药应十分谨慎，必须严格控制用药指征。治疗感冒的原则：一是多饮水（白开水、果汁），注意充分休息；其次是对症用药，对怀疑合并中耳炎、鼻窦炎、化脓性扁桃体炎症者，由医生处方青霉素、头孢菌素类抗生素。

1 高热（体温 38.5℃ 以下的孩子无须药物退热），并伴有明显的头痛、关节痛、肌肉痛或全身酸痛，可选服含有非甾体抗炎药的布洛芬、对乙酰氨基酚、阿司匹林。

其中：①布洛芬，儿童一次 5~10 毫克/千克体重，一日 3 次，每隔 4~6 小时给予 1 次，24 小时内不得超过 4 次；栓剂 1~3 岁一次 50 毫克，大于 3 岁一次 100 毫克。如发热不缓解间隔 4~6 小时重复给予 1 次，24 小时内不得超过 200 毫克；②对乙酰氨基酚，儿童一次 10~15 毫克/千克体重，每隔 4~6 小时给予 1 次；或一日 1500 毫克/平方米，分 4~6 次服，每隔 4~6 小时给予 1 次；12 岁以下的患儿每 24 小时不超过 5 次，一般不超过 3 天。或采用直肠用栓剂，一次 20 毫克/千克体重，每隔 6 小时给予 1 次；③阿司匹林，一次 10 毫克/千克体重，每隔 4~6 小时

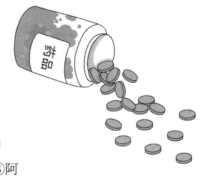

给予 1 次，对于既往有高热惊厥的孩子可加适量的苯巴比妥，一次 1 毫克 / 千克体重，每隔 4 ~ 6 小时给予 1 次；贝诺酯对 0.5 ~ 1 岁的小儿一次 25 毫克 / 千克体重，1 ~ 2 岁幼儿一次 250 毫克，3 ~ 5 岁儿童 500 毫克，均一日 3 次，6 ~ 12 岁儿童一次 500 毫克，一日 4 次。但需注意：小于 3 个月的婴儿不宜服用退热药。除了用药外，也可采用温水浴、降热贴、冰袋、30% 乙醇擦身等物理降温。

2 感冒初始阶段可出现鼻腔黏膜血管充血、喷嚏、流泪、流涕、咽痛、声音嘶哑等症状，可选服含有盐酸伪麻黄碱或氯苯那敏的制剂，如美扑伪麻、酚麻美敏口服液、美尔伪麻溶液、美敏伪麻、双扑伪麻、氨酚伪麻、伪麻那敏、氨酚曲麻等制剂。

3 对伴有咳嗽者，可选服有氢溴酸右美沙芬的制剂，如右美沙芬糖浆、酚麻美敏、美酚伪麻、双酚伪麻、美息伪麻、伪麻美沙芬等。

4 为对抗病毒，抑制病毒合成核酸和蛋白质，并抑制病毒从细胞中释放，可选服抗病毒药金刚烷胺、金刚乙胺的制剂，如氨金黄敏颗粒、双扑口服液、复方酚咖伪麻（力克舒）胶囊、复方氨酚烷胺胶囊。

5 为缓解鼻塞，局部选用 0.5% 麻黄素、萘甲唑啉滴鼻剂、羟甲唑啉滴鼻剂、赛洛唑啉滴鼻剂等，使鼻黏膜血管收缩，减少鼻黏膜出血，改善鼻腔通气性。

6 对高热惊厥者，可镇静解痉，给予苯巴比妥、地西泮。儿童常用抗感冒复方制剂见表 1-1。

表 1-1　儿童常用抗感冒药的复方制剂成分与剂量（口服给药）

药品名称	成分	用法用量（儿童剂量）
酚麻美敏口服液（美扑美麻）	每 5 毫升含对乙酰氨基酚 160 毫克，盐酸伪麻黄碱 15 毫克，右美沙芬 5 毫克，氯苯那敏 1 毫克	6 ~ 11 岁一次 10 毫升，2 ~ 5 岁一次 5 毫升，每隔 4 ~ 6 小时 1 次
美尔伪麻溶液	每 5 毫升含盐酸伪麻黄碱 15 毫克，右美沙芬 5 毫克，氯苯那敏 1 毫克	10 ~ 14 岁一次 10 ~ 12 毫升，7 ~ 10 岁一次 7 ~ 10 毫升，5 ~ 7 岁一次 5 ~ 7 毫升，一日 3 ~ 4 次
复方右美沙芬糖浆	每 10 毫升含右美沙芬 15 毫克，氯苯吡铵 1 毫克，愈创甘油醚 50 毫克，盐酸甲基麻黄碱 10 毫克	12 岁以上一次 5 ~ 10 毫升，6 ~ 12 岁一次 2.5 ~ 5 毫升，3 ~ 6 岁一次 1.5 ~ 3 毫升，1 ~ 3 岁一次 1 ~ 2 毫升，1 岁以下一次 0.5 ~ 1 毫升，一日 3 次

续表

药品名称	成分	用法用量（儿童剂量）
美敏伪麻口服液	每10毫升含右美沙芬10毫克，盐酸伪麻黄碱33毫克，氯苯那敏2毫克	10～12岁一次10毫升，7～9岁一次8毫升，4～6岁一次4～6毫升，2～3岁一次3～4毫升，一日3次
特酚伪麻片	每片含特非那定15毫克，盐酸伪麻黄碱15毫克、对乙酰氨基酚126.5毫克	6～12岁一次0.5～1片，6岁以下一次0.25～0.5片，一日3次
氨酚曲麻片	每片含对乙酰氨基酚200毫克，盐酸伪麻黄碱30毫克，水杨酸胺100毫克，曲普利啶1.2毫克	12岁以上一次1片，12岁以下一次0.25～0.3片，一日3次
锌布颗粒	每袋含葡萄糖酸锌100毫克，布洛芬150毫克，氯苯那敏2毫克	3岁以下一次半袋或酌情减少，3～5岁一次0.5袋，6～14岁一次1袋，14岁以上一次1～2袋，一日3次，最大剂量一日不超过3袋
双扑口服液	每5毫升含对乙酰氨基酚125毫克，氯苯那敏1.5毫克，咖啡因7.5毫克，人工牛黄5毫克	2～3岁一次1/2支，4～6岁一次2/3支，7～9岁一次10毫升，10岁以上儿童一次10～20毫升，一日3次
氨金黄敏颗粒	每包含对乙酰氨基酚150毫克，金刚烷胺50毫克，人工牛黄10毫克，氯苯那敏2毫克	1岁以下儿童禁用，1～3岁，体重10～15千克儿童一次0.5～1包，体重16～21千克儿童一次1包；7～9岁，体重22～27千克儿童一次1.5包；10～12岁，体重28～32千克一次2包；一日3次，温水冲服
儿童退热片	每片含对乙酰氨基酚120毫克，氯苯那敏0.5毫克	1岁以下儿童一次1/3片，1～3岁儿童一次1/2片，3～6岁儿童一次1片，7～12岁儿童一次1.5～2片，一日3次
洛酚伪麻片	每片含布洛芬150毫克，盐酸伪麻黄碱15毫克	6～12岁儿童一次0.5～1片，6岁以下儿童一次0.25～0.5片，一日3次，每日剂量不得超过8片
洛酚伪滴剂	每0.8毫升含对乙酰氨基酚80毫克，盐酸伪麻黄碱7.5毫克	24～36个月幼儿一次1.6毫升，12～23个月幼儿一次1.2毫升，4～11个月婴儿一次0.8毫升，1～3个月婴儿一次0.4毫升，均每间隔6小时1次

注：右美沙芬为氢溴酸右美沙芬，氯苯那敏为马来酸氯苯那敏，氯苯吡铵为马来酸氯苯吡铵，曲普利啶为盐酸曲普利啶。

为什么不提倡 2 岁以下的孩子服用阿司匹林？

亚洲人群中服用尼美舒利、阿司匹林等药出现瑞氏综合征的情况比较少见（虽有报道，但相对于欧美来说较少），但不敢说没有，更不等同于这些药品对于 12 岁以下儿童来说绝对安全，只是在中国较为少见罢了。为什么阿司匹林等药品可能引起瑞氏综合征？原来是阿司匹林可能抑制干扰素的生成（人体内自己合成的干扰素），是抵抗病毒感染最为重要的活性物质，干扰了干扰素的生成，有利于病毒的繁殖、扩散，因此加重了病毒对身体的危害，出现呕吐、发热、昏迷、神志不清、惊厥、呼吸障碍为主的症状。有鉴于此，瑞氏综合征来势凶猛，致死率高，亚洲人对 2 岁以下的婴儿禁用阿司匹林，12 岁以下的儿童禁用尼美舒利，英国对 16 岁、美国对 14 岁以下儿童禁用阿司匹林。尤其是年龄越小，用药时间越长，就越容易发病（瑞氏综合征）。

瑞氏综合征的综合治疗措施，重点是纠正代谢紊乱，控制脑水肿（吸氧、利尿、保持呼吸道通畅）、降低颅内压（静脉滴注甘露醇）、纠正高血氨（静脉滴注谷氨酸钠、精氨酸）和控制惊厥（苯巴比妥）等对症处理。

孩子得了流感后是否能服用抗菌药物？

孩子们得了流感后是否能服用抗菌药物？这是一个非常敏感的话题，需要辩证地回答。

如果说流感后不宜服用抗菌药物，原因如下：

1. 抗生素对病毒没有杀灭和抑制病毒颗粒复制的作用。

2. 滥用抗生素会出现药品不良反应（眼耳、肝肾、骨髓、精神和神经毒性）和诱发细菌耐药性。

3. 抗生素可抑制网状内皮系统功能，降低人体自身的免疫功能。

4. 部分青霉素类和头孢菌素类抗生素在肝脏微粒体中，与维生素 K 竞争性结合谷氨酸 - γ 羟化酶，抑制肠道正常菌群，减少维生素 K 合成，导致维生素 K 依赖性凝血因子合成障碍而减少，导致出血、术后渗血，长期应用时（14 天以上）宜适当补充维生素 K、维生素 B。

5 滥用抗生素可使人体肠道菌群失调，使肠道内正常菌株和敏感的菌群被杀死，不敏感的机会菌株乘机感染，导致肠道内微生态失衡，易发生抗生素相关性腹泻（羧状芽孢杆菌）或二重感染（真菌）。

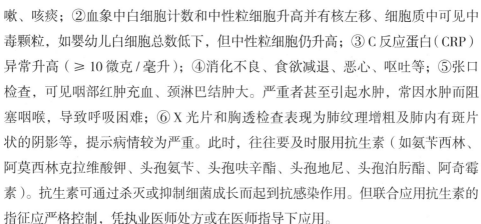

在正常情况下，寄生在鼻咽部的细菌仅停留在黏膜表面，不致病，只在病毒感染时破坏局部抵抗力，使细菌易由表面侵入黏膜下，造成鼻窦、中耳、乳突、淋巴结及肺部等炎症。因此，流感后极易继发细菌感染，病毒在咽喉部繁殖引起发炎，咽喉部细胞失去抵抗力，细菌会乘机繁殖，并发机会性细菌（A族乙型溶血性链球菌、肺炎链球菌、流感嗜血杆菌、支原体）感染如化脓性扁桃体炎、咽炎、支气管炎和肺炎，表现有：①高热不退、呼吸急促、疼痛、咳嗽、咳痰；②血象中白细胞计数和中性粒细胞升高并有核左移、细胞质中可见中毒颗粒，如婴幼儿白细胞总数低下，但中性粒细胞仍升高；③C反应蛋白（CRP）异常升高（≥ 10 微克 / 毫升）；④消化不良、食欲减退、恶心、呕吐等；⑤张口检查，可见咽部红肿充血、颈淋巴结肿大。严重者甚至引起水肿，常因水肿而阻塞咽喉，导致呼吸困难；⑥X 光片和胸透检查表现为肺纹理增粗及肺内有斑片状的阴影等，提示病情较为严重。此时，往往要及时服用抗生素（如氨苄西林、阿莫西林克拉维酸钾、头孢氨苄、头孢呋辛酯、头孢地尼、头孢泊肟酯、阿奇霉素）。抗生素可通过杀灭或抑制细菌成长而起到抗感染作用。但联合应用抗生素的指征应严格控制，凭执业医师处方或在医师指导下应用。

孩子得了感冒是否要服用抗病毒药？

一般感冒无须服用抗病毒药，主要缘于流感病毒 A、B 两型极易发生变异；其次，由于病毒的结构和增殖方式不同于细菌，缺乏自身繁殖的酶系统，必须寄生于人体细胞内，借助于人体细胞的酶系统合成其自身的核酸和蛋白质才能生长繁殖，这就使药物在对病毒产生作用的同时必须先要杀伤人体的正常细胞，使抗病毒药的应用受到限制。另外，病毒感染的临床症状常在病毒生长的高峰后 2 天才会出现，也导致药物的作用滞后，成为"马后炮"。因此，仅当患有严重流感时，发病最初 1～2 天才考虑服用抗病毒药，但新生儿和 1 岁以内的婴儿不提倡服用。

金刚烷胺和金刚乙胺（立安）对亚洲 A 型流感病毒有抑制活性，抑制病毒核酸脱壳，干扰病毒的早期复制，使病毒增殖受到抑制。对无合并症的流感病毒 A 感染早期。服用金刚烷胺，1～9 岁儿童一日 5 毫克 / 千克体重，分 2 次服用，一日总量不超过 150 毫克；9～12 岁儿童一次 100 毫克，一日 2 次；12 及 12 岁以上儿童一次 200 毫克，一日 1 次，或一日 200 毫克，分 2 次服用，连续 5～10 天。服用金刚乙胺，1～9 岁儿童一日 6.6 毫克 / 千克体重，分 2 次服用，一日总量不超过 150 毫克；10 岁以上儿童一日 200 毫克，分 2 次服用，连续 5～10 天。

病毒神经氨酸酶抑制剂可选扎那米韦吸入给药，一次 10 毫克，一日 2 次，或口服奥司他韦（达菲）胶囊、颗粒剂，可用于 1 岁及 1 岁以上儿童的甲型、乙型流感，或用于 13 岁及 13 岁以上青少年的甲型、乙型流感的预防。13 岁以上儿童一次 75 毫克，一日 2 次，连续 5 天；1 岁以上儿童，体重 ≤ 15 千克一次 30 毫克，体重 16～23 千克，一次 45 毫克，体重 24～40 千克，一次 60 毫克，体重 > 40 千克，一次 75 毫克，均一日 2 次，连续 5 天。预防性应用，一般选在与流感患者密切接触后 2 天开始用药，或在流感季节用药，一次 75 毫克，一日 1 次，连续 7 天。证据表明，连续 6 周安全有效。

但神经氨酸酶抑制剂宜及早用药，在流感症状初始 48 小时内使用较为有效。

如何区别孩子是风寒感冒，还是风热感冒？

儿童感冒主要是风热感冒或风寒感冒，其他类型不太常见，辨别起来并非太难。风热感冒的症状有高热（38℃ 以上）、面红耳赤、口唇舌红、嗓子红痛、流黏鼻涕、黏痰、咳嗽声重、大便不通、小便色黄味大；风寒感冒的症状虽有发热但体温不太高（38℃ 左右）、怕冷、寒战、流清鼻涕、痰稀、咳嗽不重、面色苍白、小便清长。如寒热两种证型都有，则要抓主要问题或两者兼顾。

（1）风热感冒　宜辛凉解表。①桑菊感冒片（主要成分有桑叶、菊花、连翘、薄荷油、苦杏仁、桔梗、甘草、芦根），适用风热感冒初起时，尤其是秋季的感冒。②银翘解毒丸（主要成分有金银花、连翘、薄荷、荆芥穗、淡豆豉、牛蒡子、甘草等），适用风热感冒初起时。③清开灵颗粒（主要成分是胆酸、水牛角粉、黄芩提取物、珍珠母粉），适用于风热感冒引起的发烧，但体虚的孩子慎用。

（2）风寒感冒　宜辛温散寒。①正柴胡饮或小柴胡冲剂（主要成分柴胡），适用于风寒感冒引起的发烧病在半表半里，有退热作用，可用于体虚的孩子。感冒恢复期可选：①小儿至保定（主要成分有山楂、藿香、紫苏、茯苓、琥珀等），适用于胃肠型感冒或感冒恢复期可以用，而在发烧感冒厉害时用它，就有点病重药轻了。②珠珀猴枣散（主要成分有茯神、薄荷、钩藤、珍珠、琥珀、猴枣等），适用于感冒恢复期，能清热化痰，适用于痰多的孩子。因为琥珀、珍珠都偏于寒性，所以不适合体虚的孩子久服。其他药品尚有小儿解感颗粒、小儿解表颗粒、小儿清解合剂、柴黄颗粒、小儿咽扁颗粒等。

孩子接种流感疫苗管事儿吗？

孩子自出生离开了母体，也就失去了天然的保护屏障。在子宫内有妈妈通过胎盘、脐带带给的抗体，但出生后就断了供应，婴儿6个月后从母体带出的抗体就几乎消失殆尽。而随着在环境中接触细菌、病毒、支原体等病原微生物机会增多，孩子极易患病，包括感冒、流感、腹泻、脑炎，甚至危及生命的传染病，如脊髓灰质炎、白喉、百日咳、麻疹、乙型肝炎、结核病等。因此，必须让孩子们尽早增强自身对这些传染病的抵抗力，最好的办法就是接种疫苗。通过接种疫苗，可以激发体内产生一些相应的抗体，当孩子再次接触到这种病原菌或病毒时，人体的免疫系统便会依循其原有的记忆，制造出更多的抗体或效应淋巴细胞来清除这些病原菌，避免再次患病。

例如比较常见的流感疫苗，它属于二类疫苗，也叫

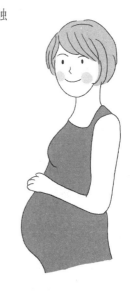

计划外疫苗，遵循自愿自费接种的原则。流感疫苗有国产的和进口的，其中国产疫苗 2 种、进口疫苗 4 种。每年 9～10 月份是流感疫苗最佳接种时机，尤其是北方地区，冬、春季是每年的流感流行季节，大部分流感出现在 11 月到次年 2 月。在流感流行高峰前 1～2 个月接种流感疫苗，能更有效地发挥疫苗的免疫和保护作用。

咳嗽

哪些疾病可引起儿童咳嗽？

咳嗽多见于冬、春季，其实咳嗽是人体一种保护性呼吸道的反射，当呼吸道（口腔、咽喉、气管、支气管）受到刺激（炎症、异物）后，由神经末梢发出冲动传入延髓咳嗽中枢引起的一种生理反射，通过咳嗽以排出分泌物或异物（如黏痰、细菌、纤维），保持呼吸道的清洁和通畅。因此可以说，咳嗽是一种有益的动作，有时也见于健康的人。依据儿童咳嗽持续时间，可分为急性、慢性咳嗽（时间长于 4 周）。您可以仔细区分一下：

（1）**感冒**　发病急，常伴有流鼻涕、打喷嚏、鼻塞、嗅觉减退、咽喉痛、咽部轻度或中度充血，声音嘶哑及咳嗽。

（2）**上呼吸道感染**　可有头痛、发热、畏寒、乏力、流鼻涕，体温可高达 39℃～40℃。并出现频繁咳嗽，早期为刺激性干咳，恢复期咳嗽有痰。

（3）**急性支气管炎**　起病较急，有畏寒、低热、头痛、鼻塞、流涕、喷嚏、咽痛、声嘶等感冒症状；以后出现咳嗽，初始为刺激性干咳，随后有黏液性或黏性脓痰，少数人痰中带血，一般持续 3～5 天，少数可持续 2～3 周。

（4）**慢性支气管炎**　有慢性咳嗽。

（5）**支气管哮喘**　发作前常有鼻塞、流涕、喷嚏、咳嗽、胸闷等先兆，大多有呼气性困难、哮喘，并有哮鸣音，继而咳嗽和咯痰，痰液多为白色或黄色。

（6）**药品不良反应所致的咳嗽**　有 20% 左右的咳嗽是由用药（尤其是抗高

血压药）所引起的，此时应用镇咳药无效，宜及时停药或换药。

儿童咳嗽如何依据症状选药？

由于咳嗽的病因或性质不同，因而咳嗽的表现也不尽相同。有时孩子服用镇咳药后常感到效果不佳，甚至几天下来也不太管事，那或许是药品或服法不合适。家长宜根据症状、咳嗽分型、持续时间来为孩子选药。

（1）根据症状　刺激性干咳或无痰咳嗽、痉挛性阵咳者，宜选苯丙哌林（咳快好）、喷托维林（咳必清）。苯丙哌林一次 10 ~ 20 毫克，一日 2 ~ 3 次；喷托维林一次 0.5 ~ 1 毫克 / 千克体重，一日 2 ~ 3 次，常用于 5 岁以下儿童。

（2）根据咳嗽的频率或程度　剧烈咳嗽者宜选苯丙哌林（咳快好），其奏效迅速，镇咳效力比可待因强 2 ~ 4 倍；次选氢溴酸右美沙芬（普西兰），与相同剂量的可待因大体相同或稍强；咳嗽较弱者选用喷托维林（咳必清）。

（3）根据咳嗽发作的时间　白天咳嗽者宜选用苯丙哌林（咳快好）；夜间咳嗽者宜选用右美沙芬（普西兰），一次 30 毫克，有效时间长达 8 ~ 12 小时，比同剂量的可待因作用时间长，能抑制夜间咳嗽以保证睡眠。

（4）对感冒伴发的咳嗽　选用右美沙芬及其复方制剂。右美沙芬 2 ~ 6 岁儿童一次 2.5 ~ 5 毫克，一日 3 ~ 4 次；6 ~ 12 岁儿童一次 5 ~ 10 毫克，一日 3 ~ 4次。制剂有右美沙芬分散片（5 毫克）、右美沙芬糖浆（10 毫升含 15 毫克）、右美沙芬口服液（10 毫升含 15 毫克）；复方制剂有复方右美沙芬糖浆（10 毫升含右美沙芬 30 毫克，愈创木酚甘油醚 200 毫克）、美敏伪麻口服液。对痰量多的咳嗽宜同服祛痰药，如溴己新（必嗽平）或乙酰半胱氨酸（痰易净）。

（5）对喉头发痒或疼痛的咳嗽　宜控制感染，尽早服用抗生素，如头孢菌素类抗生素头孢羟氨苄（欧意）、头孢拉定（泛捷复）、头孢呋辛酯（新菌灵）、头孢克洛（希刻劳）、头孢克肟、头孢泊肟酯等，大环内酯抗生素阿奇霉素（泰力特）、罗红霉素（罗力得），或在睡前吃一些抗过敏药，如氯苯那敏（扑尔敏）1 ~ 2 毫克。

（6）对雾霾、粉尘等刺激引起的过敏和高气道反应　单纯服用镇咳药效果不佳，宜服用白三烯受体阻滞剂孟鲁司特，1 ~ 5 岁儿童一次 4 毫克，6 ~ 14 岁儿童一次 5 毫克，15 岁以上儿童一次 10 毫克，一日 1 次。并联合服用抗过敏药氯苯那敏一次 1～2 毫克，睡前服用。

 12 岁以下的儿童咳嗽为什么不能使用可待因？

12 岁以下的孩子不能服用镇咳药可待因，12～18 岁的儿童不宜服用可待因。为什么？缘于三点：

1 可待因是一个强效镇咳药，能直接抑制延脑的咳嗽中枢，镇咳作用强大而迅速，强度约为吗啡的 1/4，尤其适用于胸膜炎伴胸痛的咳嗽者。但可待因可能引起呼吸抑制，使人体的呼吸功能减弱。

2 可待因需要在体内代谢为吗啡，经过一个肝脏的药物代谢酶细胞色素 CYP2D6 来代谢，但此酶有四种代谢类型，即超快型、快速型、正常（中速）型、缓代谢性型。鉴于人种、基因的差异，人体各有上述类型之一，倘若乳母或儿童本身为超快代谢型的基因，所代谢可待因变为吗啡的速度和数量又快又多，可能使胎儿和婴儿吗啡过量，出现嗜睡、意识混乱、呼吸浅慢、中毒，甚至死亡。

3 可待因可以透过胎盘屏障，使婴儿成瘾，引起新生儿过度啼哭、打喷嚏、打呵欠、腹泻、呕吐等，妊娠期妇女禁用；分娩应用本品可引起新生儿呼吸抑制；且可待因可自乳汁中排除，因此哺乳期妇女也禁用。

可待因仅限用于急性镇痛（短暂的）中度疼痛的治疗，且疼痛不能经非甾体抗炎药（对乙酰氨基酚、布洛芬）缓解时（无效时），才可以服用。

 哪些治疗咳嗽的中成药更适合儿童服用？

中医学将咳嗽分为外感和内伤咳嗽两大类。外感咳嗽一般可分为风寒、风热和风燥三型。内伤咳嗽一般也分为痰湿、痰热及肺阴亏损三型。

（1）风寒咳嗽　咳嗽频繁发作、咳嗽声重、痰色白稀薄、痰量较多、鼻流清涕、舌淡红、苔薄白、喘息胸闷、畏寒发热、头痛无汗。宜选用通宣理肺口服液、苏子降气丸、半夏止咳糖浆、小青龙颗粒、蛇胆陈皮胶囊或散剂以及口服液。

（2）**风热咳嗽** 咳喘气粗、胸闷咽痛、怕风、痰色黏黄、咳而不爽、口渴咽干、发热头痛、舌苔薄黄、脉浮数。宜选用二母宁嗽丸、止咳定喘口服液、健儿清解液、小儿咳喘灵冲剂和儿童咳液、川贝清肺糖浆、川贝止咳露、复方鲜竹沥口服液、罗汉果止咳冲剂、银黄口服液、小儿金丹等。

（3）**风燥咳嗽** 干咳少痰、咳痰不爽、口干微热。宜选用养阴清肺糖浆、川贝清肺糖浆、川贝枇杷露或复方鲜竹沥液，一次20毫升，一日3次；还有更适合孩子服用的儿童清肺口服液。

（4）**痰湿咳嗽** 咳嗽迁延，伴有喘息、痰多清释、咽喉部有痰鸣、舌质淡红、舌苔白腻。可选择橘红片、苏子降气丸、杏苏饮、复方鲜竹沥口服液等。

（5）**痰热咳嗽** 咳嗽发作频繁、痰液黏黄、发热口渴、面红耳赤、烦躁不安等。可选止咳定喘口服液、桔贝合剂、橘红丸、二母宁嗽丸等。

（6）**肺阴亏损或风燥伤肺咳嗽** 久咳不愈、干咳无痰或痰中带血、口渴喜饮、咽喉干燥、声音嘶哑、手足心热、午后潮热等。养阴清肺膏、小儿止咳金丹、百合固金丸、参麦止咳糖浆、秋梨润肺膏等。

此外还有肺虚咳嗽。咳嗽日久、少痰不爽、口干、手足微热、气短乏力。宜选用百合固金丸、秋梨润肺膏、贝母二冬膏或川贝雪梨膏。

另外，需要注意秋燥咳嗽可以服用川贝、雪梨炖冰糖饮（润肺）或秋梨膏，但感冒引起的咳嗽不可用。

儿童祛痰时宜选哪些药？

对痰液黏稠的孩子，宜选羧甲司坦（速效化痰片、美咳），可减少支气管腺体的分泌，使低黏度的唾液黏蛋白分泌增加，而高黏度的黏蛋白分泌减少，因而痰液黏度降低，易于咯出。2～5岁青少年一次62.5～125毫克，一日4次；5～12岁儿童一次250毫克，一日3次；12～18岁青少年一次750毫克，一日3次；或一日儿童30毫克/千克体重，分3～4次服用。

对痰色较白或脓痰者要选盐酸溴己新（必嗽平、必消痰）或乙酰半胱氨酸（痰易净、莫咳粉），两药分别使痰液酸性糖蛋白的多糖纤维和多肽链的二硫键断裂，使痰的稠度降低，易于咳出，尤其对白色黏痰效果好。有脓痰者应与抗生素合用。5岁以下儿童一次4毫克，一日2次；5岁以上儿童一次4毫克，一日3次；大于12岁儿童一次8～12毫克，一日3次。对痰液黏稠不易咳出的儿童也可选乙酰半胱氨酸口服给药，2～5岁儿童一次100毫克，一日2～3次；6～14岁儿童一次100毫克，一日3～4次；14岁以上青少年一次200毫克，一日2～3次；或雾化给药一次300毫克（3毫升），一日1～2次，连续5～10天，雾化结束后及时吸痰。

对痰多、咳嗽、痰液有恶臭味者可用愈创甘油醚（愈甘醚），服后不仅可使痰液稀释，又可减少痰液。可用于支气管炎、肺脓肿、支气管扩张、咳喘、黏液不易咳出等。片剂儿童一次0.05～0.08克，一日3～4次，糖浆剂一次10～15毫升，一日3次。制剂有可待因愈创甘油醚糖浆（可愈糖浆）、美愈伪麻口服液（美可糖浆）、愈麻沙芬口服液（雷登泰口服液）。

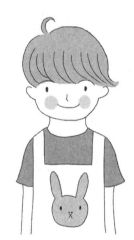

对各种原因引起痰黏而不易咯出者，盐酸氨溴索（沐舒坦、兰勃素）也可作为首选，其可润滑呼吸道，调节浆液性与黏液性物质的分泌，使呼吸道黏液的理化性质趋于正常，以利于排出。10岁以上儿童，一次30毫克，5～10岁儿童，一次15毫克，一日3次；长期治疗可减为一日2次，餐后吞服。目前，也有口服液（5毫升含15毫克），1～2岁一次2.5毫升，一日2次；2～6岁一次2.5毫升，一日3次；6～12岁一次5毫升，一日3次。

治疗孩子痰多，如何选服中成药？

中医学认为多痰可由脾阳不振、热邪、脾胃寒湿、阴虚等引起；祛痰剂可分为燥湿化痰、清热化痰、温化寒痰和润肺化痰剂4类。

（1）燥湿化痰剂　具有燥湿化痰的作用，用于聚湿生痰，痰稀日量多，伴胸痞恶心、身重蜷卧、腹部胀满。中成药有杏苏饮、橘红片、二陈丸、六君子丸等。

（2）**清热化痰剂**　具有清肺热、化痰的作用，用于热邪煎熬津液而生痰，或痰郁生热，热与痰相搏而成热痰，色黄稠，难以咳出；热伤脉络，则痰中带血。若痰热内闭，热痰动风，则出现神昏、谵语、抽搐等。宜选小儿肺热咳喘口服液、羚羊清肺丸（片）、清肺糖浆。

（3）**温化寒痰剂**　脾胃寒湿而生痰，或痰与寒邪合而致病。寒邪伤气，水湿凝聚成痰，痰色白而稀。宜用儿童清肺口服液、通宣理肺丸、消咳喘、礞石滚痰丸等。

（4）**润肺化痰剂**　具有润肺化痰的作用，用于由阴虚燥痰，或干咳痰稠，或泡沫痰，咳之不爽、声音嘶哑等症。如蜜炼川贝枇杷膏、小儿清肺化痰颗粒、二母宁嗽丸、秋梨润肺膏、百合固金丸等。

哮喘

如何判断儿童哮喘？

哮喘又称"气喘"，是一种常见病。由于支气管平滑肌收缩、痰液积滞和呼吸道黏膜水肿，将气道阻塞，使空气的进出受阻，尤其在呼气时更重，出现吸气困难、胸闷、憋气、咳嗽，常伴随有喘鸣音。哮喘在冬、春季多见，部分人可成终生痼疾，身体和精神上十分难受。

哮喘分为支气管哮喘和喘息性支气管炎。支气管哮喘以支气管平滑肌痉挛为主，来去较快，多由过敏引起。近年来，研究证实哮喘是由嗜酸性粒细胞、肥大细胞和T淋巴细胞等多种炎症细胞和介质参与的气道慢性过敏性疾病。喘息性支气管炎是慢性支气管炎或慢性支气管哮喘引起支气管平滑肌肥厚、黏膜慢性炎性和水肿，起病缓慢，呼吸逐渐变得困难，往往由细菌、病毒的感染等诱因而加重。儿童哮喘者可能有下列的情况和诱发史，宜仔细回忆一下：

1. 近亲（父母、爷爷奶奶）曾有哮喘发作的经历？
2. 孩子的呼吸道（鼻、气管、咽喉）近来是否有过感染、感冒和受凉的经历？

③ 近几天吃过鱼虾、肉蟹、鸡蛋等易致敏的食物？或接触过花粉、烟雾、油漆、新买的家具、刚刚装修过的房间、漂染的衣服、动物的毛皮？

④ 是否服用过抗生素（青霉素、青霉素 V、苄星青霉素、阿莫西林、四环素、多西环素、多黏菌素）、磺胺药、非甾体抗炎药（阿司匹林、萘丁美酮、依托度酸）、抗心绞痛药、神经氨酸酶抑制剂（扎米那韦、奥司他韦）、血浆代用品（右旋糖酐）和维生素 K？

⑤ 剧烈运动、情绪激动或精神紧张也可诱发哮喘。

儿童哮喘分为几期？

哮喘可分为 3 期：急性发作期、慢性持续期、临床缓解期。

（1）**急性发作期** 突然出现喘息、咳嗽、气促、胸闷或原有的症状加重。

（2）**慢性持续期** 近 3 个月内有不同频度、程度地出现过喘息、咳嗽、气促、胸闷症状。

（3）**临床缓解期** 系指经过治疗后或未经治疗的症状、体征消失，肺功能恢复至急性发作前的水平，并维持 3 个月以上的时间。

对哮喘急性发作期的治疗，原则上是快速缓解哮喘症状，平喘、抗炎；慢性持续期和临床缓解期的治疗是为防止症状加重或预防复发的维持控制治疗，维持控制患者白天和夜间哮喘症状。

儿童哮喘急性发作时可选哪些药？

对哮喘急性发作者可选用全身性糖皮质激素（静脉滴注或口服，泼尼松一日 1~2 毫克 / 千克体重，静脉滴注琥珀酸氢化可的松一次 5~10 毫克 / 千克体重），短效肾上腺能 β_2 受体阻滞剂（SABA）、长效肾上腺能 β_2 受体阻滞剂（LABA）或 LABA+ 吸入性糖皮质激素（ICS）治疗，同时注意装置的选择，以持续雾化吸入效果最好。哮喘需要长期乃至终身坚持治疗，合理应用白三烯受体阻滞剂、茶碱类磷酸二酯酶抑制剂、ICS、LABA、长效胆碱能 M 受体阻滞剂

（LAMA），对气道高敏感患者可选择免疫抑制剂孟鲁司特、奥玛珠单抗、环孢素、环磷酰胺和雷公藤多苷。

急性哮喘者首选 SABA 制剂，最好选择沙丁胺醇吸入气雾剂（喘乐宁、爱莎），其扩张支气管平滑肌，提高支气管平滑肌中环磷酸腺苷的含量，舒张气管，并抑制过敏介质的释放，一般在缓解症状前或接触过敏原前 15 分钟给药。每瓶可喷 200 次，儿童一次 100～200 微克（1～2 揿），一日 4 次；或服用其缓释片（全特宁），儿童 1 个月～2 岁，一次 0.1 毫克/千克体重，一日 3～4 次，一次最大剂量不超过 2 毫克；儿童 2～6 岁，一次 1～2 毫克，一日 3～4 次；6～12 岁，一次 2 毫克，一日 3～4 次；12～18 岁，一次 2～4 毫克，一日 3～4 次。或选硫酸特布他林（博利康尼）气雾剂，扩张支气管作用与沙丁胺醇相近，作用时间长，一次 0.25～0.5 毫克（1～2 揿），一日 3～4 次，24 小时内不得超过 6 毫克（24 揿）。对 6 岁以上儿童夜间哮喘发作，可于晚间给药 1 次，选择福莫特罗吸入，一次 4.5～9 微克（1～2 揿），一日 1～2 次。

联合大剂量的吸入性糖皮质激素对治疗儿童急性哮喘发作有极大的帮助，也可选用雾化吸入布地奈德混悬液一次 1 毫克，每隔 6～8 小时给予 1 次。或 SABA+ 糖皮质激素的复方制剂布地奈德福莫特罗粉吸入剂（信必可都保）。

 大于 5 岁的儿童需要长期控制治疗支气管哮喘，该用哪些药？

对大于 5 岁儿童支气管哮喘的长期控制，除了进行哮喘教育和环境改善外，可按级别进行长期治疗。

1 级　一般无须治疗。

2 级　选择一种低剂量的吸入型糖皮质激素，或白三烯受体阻滞剂孟鲁司特。

3 级　选择一种低剂量的吸入型糖皮质激素 +LABA；或中、高剂量吸入型糖皮质激素；或低剂量吸入型糖皮质激素 + 白三烯受体阻滞剂孟鲁司特。

4 级　选择一种高剂量的吸入型糖皮质激素 +LABA；或一种中剂量的吸入型糖皮质激素 + 茶碱 + 白三烯受体阻滞剂孟鲁司特；或中、高剂量的吸入型糖皮质激素 +LABA+ 缓释茶碱或白三烯受体阻滞剂孟鲁司特。

5 级　选择中、高剂量的吸入型糖皮质激素 +LABA+ 白三烯受体阻滞剂孟鲁司特和（或）缓释茶碱或加口服小剂量的糖皮质激素（泼尼松、地塞米松）；或中、高剂量的吸入型糖皮质激素 + 白三烯受体阻滞剂孟鲁司特 + 缓释茶碱。

给孩子使用吸入型糖皮质激素安全吗？

吸入型糖皮质激素对儿童相对安全，但可能出现的不良反应包括轻度的喉部刺激、咳嗽、声音嘶哑、口咽部念珠菌感染、速发或迟发性的过敏反应（包括皮疹、接触性皮炎、荨麻疹、血管性水肿和支气管痉挛）、精神症状（包括精神紧张、不安、抑郁和行为障碍等）。

鉴于吸入给药的作用直接（非全身作用），剂量极小（约为口服剂量的 1/50 ~ 1/10），且仅在呼吸道和肺部起作用，极低的全身生物利用度（吸收极少）使其与全身性给药（口服、注射）的糖皮质激素相比，其副作用和不良反应的发生率和严重程度明显降低。极少数病例报道，用吸入糖皮质激素治疗后产生皮肤瘀血、发生支气管痉挛。极少数病例在吸入糖皮质激素后产生全身用药作用的症状和体征，包括肾上腺功能减退和生长减缓，这与剂量、时间、联合口服激素及先前使用激素情况、个人敏感性有关。大量的前瞻性流行病学研究结果及世界范围上市后的使用经验中未发现妇女在怀孕期间使用吸入对胚胎及新生儿产生不良作用。

与其他药品一样，妊娠期妇女使用吸入型糖皮质激素时需权衡其对母亲的益处和对胎儿的危害。应考虑选用吸入糖皮质激素，因为与达到同样肺部的口服糖皮质激素相比，其全身副作用低。虽可分泌于乳汁中，但是预计使用治疗剂量哺乳对婴儿无影响，哺乳期过程中也可以使用。

可供孩子们治疗哮喘用的吸入型糖皮质激素有哪些？

（1）倍氯米松（必可酮）、丙酸倍氯米松（伯可纳）　起效迅速，作用持久，对支气管黏膜有抗炎作用，不仅解除支气管痉挛控制哮喘发作，且对肺部有较高的特异性。气雾吸入后能从肺组织迅速吸收，对支气管哮喘有良好的作用。由于其局部作用很强，用量很小，一日 0.4 毫克即能有效地控制哮喘发作（疗效与口服 7.5 毫克泼尼松相同），维持约 4~6 小时，吸入后通常在 1~3 天见疗效，5~10 天发挥最大作用。

用于慢性支气管哮喘者，以防止哮喘急性发作。也可用于常年性及季节性过敏性鼻炎和血管收缩性鼻炎。气雾吸入剂，儿童一次 50~100 微克，一日 2~4 次。

（2）布地奈德（普米克都保） 具有抗过敏和抗炎作用，能缓解对即刻及迟发过敏反应所引起的支气管阻塞，其有三种剂型，气雾剂、粉吸入剂、鼻喷雾剂。①气雾剂：2~7 岁儿童，一日 200~400 微克（2~4 喷），分 2~4 次吸入；7 岁以上儿童，一日 200~800 微克，分 2~4 次吸入。②粉吸入剂：对 6 岁及 6 岁以上原来未口服过糖皮质激素的儿童，一日 200~400 微克（2~4 吸），一日 1 次吸入。对原使用口服过糖皮质激素的儿童，一次 200~400 微克，一日 1 次吸入，推荐儿童使用的最高剂量为一次 400 微克，一日 2 次吸入，当哮喘控制后，减至最低剂量。③鼻喷雾剂（雷诺考特、辅舒良）：用于治疗季节性和常年性过敏性鼻炎，常年性非过敏性鼻炎，预防鼻息肉切除后的再生，对症治疗鼻息肉。对 6 岁及 6 岁以上儿童，起始剂量为一日 256 微克（4 喷），可于晨起一次喷入或早、晚分 2 次喷入，即晨起每个鼻孔内喷入 128 微克（2 喷）；或早、晚 2 次，每次每个鼻孔内喷入 64 微克（1 喷）。

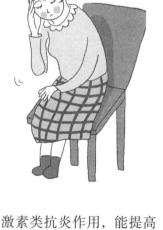

（3）丙酸氟替卡松（辅舒酮） 有强效的糖皮质激素类抗炎作用，能提高对哮喘症状的控制，减少其他药品如急救用支气管扩张剂的使用，并能阻止肺功能的下降。4 岁以上儿童每次 50~100 微克（50 毫克 1 揿规格，1~2 揿），一日 2 次，起始剂量应根据病情的严重程度而定；16 岁以上的青少年，一次 200~1000 微克（有 250 毫克 1 揿的规格，1~4 揿），一日 2 次。通常为一次 2 揿，一日 2 次。

（4）环索奈德（阿维可） 有更好的局部抗炎活性和持久作用，完全的首关效应和血浆蛋白的高结合率均有利于更好发挥药效，并减少全身不良反应。对于轻至中度哮喘者一次160微克，一日1次可达良好控制。12岁以上青少年最低剂量＞80～160微克，中等剂量＞160～320微克，较高剂量＞320微克；6～11岁儿童最低剂量80微克，中等剂量＞80～160微克，较高剂量＞160微克；5岁及以下儿童最低维持剂量一日160微克。

如何正确使用治疗儿童哮喘的常用剂型？

都保

所谓都保就是一种多剂量、微量的粉吸入剂，在给药时不需使用添加剂，当吸入它时，药粉会被吸气动作带到肺部，所以一定要用力、长时间吸气。请按下列步骤操作：

1. 旋转松盖子，取下装置盖子，竖直拿着都保装置，将红色底座向任意方向旋转到底。
2. 在反方向旋转到底听到"咔嗒"声，这样等于往吸入器中添加了一个剂量的药。
3. 先用力呼气（用力，但不对着嘴），随后含住吸喷嘴用力且深长地吸入（自然的吸气）。
4. 将吸入器离开嘴。
5. 如再次吸入按（1）至（3）步骤重复1次。
6. 闭嘴静坐至少10秒以上。
7. 盖上盖子，用淡盐水或白开水漱口，不要吞咽。

喷雾剂

压力定量气雾吸入器压力定量气雾吸入器是由药品、推进剂、表面活性物质或润滑剂三种成分组成。借助压力把药品喷雾送至呼吸道、口腔，发挥局部的抗炎、抗过敏和平喘的作用。请按下列步骤操作：

1. 移去套口的盖，使用前轻摇贮药罐，使罐内药物充分混匀。
2. 将头略微后仰并缓慢地呼气，尽可能呼出肺内气体。

3　将吸入器吸口紧紧含在口中，并屏住呼吸，以食指和拇指紧按吸入器，使药品释出，并同时做与喷药同步的缓慢深吸气，最好大于 5 秒钟（有的装置带笛声，没有听到笛声则表示未将药品吸入）。

4　尽量屏住呼吸 10 ~ 15 秒钟，使药品充分分布到下气道，以达到良好的疗效。

5　将盖子套回喷口上。

6　用清水或淡盐水漱口，除去咽喉、口轻部残留的药品，不要吞咽。

✑ 鼻喷雾剂

鼻喷雾剂就是把药通过喷雾的方式送入鼻腔，在局部发挥抗炎、抗过敏和平喘作用。请按下列步骤操作：

1　擤出鼻涕，再用淡盐水清洗鼻腔。

2　轻轻地晃动瓶子，使药液充分混匀，拔掉瓶盖。

3　用右手拇指托在瓶底，食指和中指分别放在喷头的两侧，夹住喷头。

4　让孩子保持自然头位（不必抬头），用右手将鼻喷剂的喷头放进左侧鼻孔，喷头方向朝向自己左侧的眼睛，即朝向左侧鼻腔的外侧，保持瓶子基本竖直，不要过度倾斜。由于鼻腔的内侧是鼻中隔，所以不要将喷头朝向鼻腔的内侧，以免喷在鼻中隔上。

5　轻轻地用鼻吸气，同时用右手指揿压小瓶，喷出 1 喷药液。可按医嘱再喷 1 次。

6　将鼻喷剂换至左手，用左手将鼻喷剂的喷头放进右侧鼻孔，喷头方向朝向自己右侧的眼睛，即朝向右侧鼻腔的外侧。

7　轻轻地用鼻吸气，同时用左手指揿压小瓶，喷出 1 喷药液。

8　用纸巾擦干喷头，盖上瓶盖。

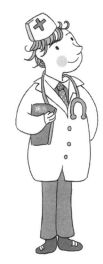

鼻喷剂一般在使用 1 周或更长时间后，喷头可能会堵塞，应清洁装置，一般每隔 1 周左右清洁喷头 1 次。清洁时打开瓶盖，将喷头浸泡在温水中数分钟，有的鼻喷剂

可以将喷头取下，直接放在温水中浸泡，然后用水冲洗，擦干，再将喷头装回到瓶子上。千万不要用针头直接捅戳喷头，以防损坏。

旋蝶式干粉吸入器

旋蝶式干粉吸入器的吸入装置是专为吸入使用而设置的，它配备一个蝶式吸纳器。目前，临床应用的有两种：丙酸倍氯米松粉末吸入剂（必酮碟）、硫酸沙丁胺醇（喘宁碟）。必酮蝶和喘宁蝶的每个小泡内盛有非常细微的相应药品，由双层箔片保护着，8 个小泡有规律地分布在蝶上。请按如下方法使用：

1 使用时将蝶片放入旋蝶式干粉吸入器内，吸纳器上的刺针会刺穿蝶片上的一个小泡，将里面的药品粉末放在蝶式吸纳器里。

2 把嘴对准吸入器，只需轻轻一吸（即使吸气速率极低），便可将药品送到肺部。对儿童来说也是很容易操作的。

准纳器

准纳器是一款泡囊型吸入装置，是将药品微粉（沙美特罗和丙酸氟替卡松）密封在铝箔条内。该铝箔条缠绕在一模制的塑料装置中，整齐排列着 60 个或 120 个药品泡眼，通过准纳器吸嘴吸入药品至呼吸道中，从而起到抗炎、平喘的作用。准纳器的优势在于直接作用到肺部、用量小、作用快、疗效好、不良反应少。

目前应用的是沙美特罗氟替卡松（舒利迭）准纳器，包含 60 个或 120 个剂量的药品，使用时请按下列方法：

1 用手平稳拿住准纳器。

2 一手握住准纳器外壳，另一手拇指向外推动准纳器的滑动杆直至发出"咔嗒"声，表明准纳器已做好吸药的准备。

3 握住准纳器并远离嘴，在保证平稳呼吸的前提下，尽量呼气。

4 将吸嘴放入口中，深深地平稳地吸气，将药吸入口中，屏气约 10 秒钟。深深吸入药，屏气 10 秒，能够把药品送的位置较深，以便更好地发挥疗效。

5 拿出准纳器，缓慢恢复呼气，关闭准纳器（听到"咔嗒"声表示关闭）。

6 用淡盐水或白开水漱口，不要吞咽，用后漱口是防止出现口腔真菌感染（糖皮质激素易诱发口腔真菌感染，如鹅口疮、口周炎）。

⑦ 切忌用鼻子吸入药品。

⑧ 准纳器的上部有一个剂量指示窗口，数目在 0～5 时则显示红色，提示所剩余的药品剂量不多了，可能需要更换新的包装了。

为什么要让孩子使用吸入型糖皮质激素后及时漱口？

在使用吸入型糖皮质激素类药时，不管是定量吸入气雾剂，还是干粉吸入剂、旋蝶式干粉吸入器、准纳器，用药后都需及时用白开水或淡盐水漱口，且不要吞咽。但很多人可能会有一个疑问，吸入糖皮质激素类药后为什么要漱口？

吸入型糖皮质激素类药的使用比较方便，但要求在吸入糖皮质激素时，需进行慢而深的吸气，吸气末屏气片刻，然后缓慢呼气，因此会有部分药品沉积在口腔。这些沉积在口腔的糖皮质激素会引起局部不良反应，主要表现为念珠菌性口腔炎和咽喉炎等局部真菌感染，以及口腔内小血肿、局部刺激感、口周炎等。

糖皮质激素（免疫功能抑制剂）长期应用，可以抑制人体的抵抗力，尤其是对真菌的抵抗力（口腔里寄生着许多厌氧菌、真菌），诱发真菌繁殖生长，发生口腔、咽喉、面部的念珠菌感染或全身性不良反应，如鹅口疮、口周炎、免疫力下降、骨质疏松症、面部黑斑、真菌二重感染等。所以在喷雾或吸入后，一定要及时漱口和洗脸，以避免残留在口腔中的药品经消化道进入人体。另外，用于哮喘吸入治疗时，有可能出现声音嘶哑，一经发现宜立即停用。

有没有对儿童哮喘有疗效的中成药？

中医学将哮喘分为外感和内伤性，常见实喘和虚喘，其临床表现不同应分别选药。实喘重在治肺，以散邪宣肺为主；虚喘重在治肾，以滋补纳气为主。其中实喘又分寒喘、热喘、痰喘；虚喘又分肺气虚喘和肺肾阴虚喘。

（1）**寒喘者** 表现为气促喘息、咳嗽白痰、怕热发热、头痛无汗、鼻塞流涕等症。可选寒喘丸、通宣理肺口服液、玉屏风口服液、百合固金口服液。

（2）**热喘者** 表现为呼吸急促、咳嗽痰黄、咽干口渴等。可选百花定喘片、止咳定喘口服液、桂龙咳喘宁胶囊。

（3）痰喘者　表现为气逆作喘、胸部满闷、痰多黏白、咳嗽恶心等症。可选用橘红片、止咳化痰丸、咳嗽定喘丸；若兼大便硬结者，可选用清气化痰丸。

（4）肺气虚喘者　表现为咳嗽痰多、气短作喘、精神不振、身倦无力、动则出汗等症状。可选用益气补肺、止咳定喘的药品，如人参保肺丸、蛤蚧定喘胶囊、小儿琥珀丸、育婴丸、玉泉散、蛇胆川贝枇杷膏。

（5）肺肾阴虚喘者　因劳伤久咳、伤及肺肾阴所致，表现为气短作喘、咳嗽痰少（或无痰）、腰膝酸软、头晕耳鸣、潮热盗汗等症。可选用百合固金口服液、二母宁嗽丸、蛤蚧定喘丸、河车大造丸、麦味地黄丸、都气丸、百令胶囊或金水宝胶囊。

肺炎

儿童肺炎常见的有哪几种类型？

肺炎是一种实质性炎症，由多种病原体引起，如细菌、真菌、病毒、寄生虫等；其他如放射、化学、过敏等因素也可引起肺炎。导致肺炎的病原体较广，按病因可分为细菌性（肺炎链球菌、金黄色葡萄球菌、甲型溶血性链球菌、肺炎克雷伯杆菌、流感嗜血杆菌、大肠埃希菌、铜绿假单胞菌、军团菌、厌氧菌等）、病毒性（腺病毒、呼吸合胞病毒、流感病毒、麻疹病毒、巨细胞病毒、单纯疱疹病毒）、支原体（肺炎支原体）、真菌性（白色念珠菌、曲菌、隐球菌、放线菌）、其他微生物（立克次体、衣原体、肺虫、弓形虫、原虫、卡氏肺孢菌、寄生虫）肺炎。因此，按所感染的病原体肺炎一般可分为肺炎链球肺炎、葡萄球菌肺炎、克雷伯杆菌肺炎、军团菌肺炎、肺炎支原体肺炎、病毒性肺炎。在上述的微生物病因中，以细菌性肺炎最为常见，约占肺炎者中的80%，病毒性肺炎约占20%。

按解剖学分类，肺炎可分为大叶性肺炎（肺泡性）、小叶性肺炎（支气管性）、间质性肺炎。

另外，肺炎多为继发性感染，鉴于致病菌所感染环境和途径又分为医院内获

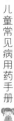

得性、社区获得性、家庭获得性肺炎。三种途径的致病病原体略有不同，治疗和转归也不尽相同。其中医院内获得性肺炎的常见病原菌为肺炎链球菌、流感嗜血杆菌、厌氧菌等。重症患者或机械通气、昏迷、使用激素等危险因素患者的病原菌可为铜绿假单胞菌、不动杆菌属及耐甲氧西林金黄色葡萄球菌。

 治疗肺炎时，医生常给孩子们使用的抗生素有哪些？

可以给孩子们（尤其是 8 岁以下的儿童）服用的抗生素范围较小，主要是以下四类。其他类别的抗菌药物（氯霉素类、四环素类、氨基糖苷类、氟喹诺酮类、多肽或糖肽类），由于毒性大，不良反应多，我们不主张应用，应当规避。

（1）**青霉素类**　包括阿莫西林、氨苄西林、阿莫西林克拉维酸钾。

（2）**头孢菌素类**　头孢氨苄、头孢羟氨苄、头孢拉定、头孢克洛、头孢呋辛酯、头孢丙烯、头孢地尼、头孢克肟、头孢泊肟酯、头孢特仑酯、头孢唑肟丙匹酯。

（3）**大环内酯类**　红霉素、罗红霉素、阿奇霉素、克拉霉素。

（4）**其他**　克林霉素、林可霉素。

 孩子使用头孢或青霉素时，家长应该注意哪些问题？

合理选择适宜的给药时间

1 餐前：头孢拉定（泛捷复、克必力）与食物或牛乳同服可延迟其吸收；头孢克洛（希刻劳）与食物同服所达血浆峰值浓度仅为空腹服用的 50% ~ 75%；食物可使头孢地尼的吸收达峰速度和药 – 时曲线下面积分别减小 16% 和 10%。另外，氨苄西林（安比林）、阿莫西林（阿莫仙）、阿奇霉素（泰力特）、克拉霉素（克拉仙）的吸收受食物影响。麦迪霉素适宜餐前服用，以利于吸收和获得最佳血浆浓度。进食服用阿奇霉素胶囊可其使生物利用度减少约 50%，同时也降低罗红霉素的吸收，延缓克拉霉素、交沙霉素的吸收，宜于餐前 1 小时左右服用。

2 餐后：头孢呋辛酯适于餐后服用，可提高血药浓度，减少不良反应；头孢泊肟酯、头孢妥仑匹酯与食物同服或餐后服用，使人体生物利用度、血浆峰浓度和药 - 时曲线下面积均增加。

用药前应仔细询问过敏史

家长应关注孩子对药物的过敏史，慎用青霉素、头孢菌素类药。

[1] 青霉素类用前须做皮试，无论注射或口服给药，用前均须皮试，可用青霉素皮试液，也可用所需药品（阿莫西林）皮试液，对阳性反应者禁用。

[2] 头孢菌素的皮试目前尚有争论，但推荐用前先进行皮试，有些患儿过敏反应是迟发的（服药后 1~2 天出现皮疹、发热、关节疼痛、荨麻疹、瘙痒、过敏）。所以，建议多喝白开水，力争把药由肾排出（头孢菌素一般由肾脏代谢和排泄）。

合理选择剂型

医师处方或自行购药时，家长应选择孩子适应的剂型。

[1] 5 岁以下幼年儿童尽量选择口服液、干糖浆剂、颗粒剂、混悬剂。尽量不选片剂、胶囊剂（由于片剂、胶囊宜整片、整粒吞服）。

[2] 5 岁以上儿童可选片剂、分散片、胶囊剂。

 孩子一旦发生抗生素过敏反应，家长应该怎么办？

一旦患儿发生过敏反应者，可按轻、重程度处置：

[1] 多喝白开水，卧床休息，注意保暖。

[2] 轻微反应，仅有发热、关节疼痛、皮疹、荨麻疹、瘙痒、淋巴结肿大、腹痛的患儿，可口服氯苯那敏、氯雷他定、西替利嗪等抗过敏药。使用氯雷他定，大于 12 岁青少年一次 10 毫克，2~12 岁儿童体重 ≥ 30 千克者，一次 10 毫克，体重 < 30 千克者，一次 5 毫克，一日 1 次。使用西替利嗪，12 岁以上青少年一次 10 毫克，一日 1 次；6~11 岁儿童一次 5~10 毫克，一日 1 次；2~5 岁儿童一次 2.5 毫克，一日 1 次。

[3] 严重者呼吸困难、全身皮疹的孩子需紧急去医院，应用肾上腺素、糖皮

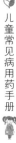

质激素（泼尼松、甲泼尼龙）、抗过敏药、吸氧或其他紧急措施进行救治。

长期服用头孢菌素类抗生素，需要额外补充维生素吗？

长期应用头孢菌素类抗生素可致维生素 B、维生素 K 合成减少（患儿表现为舌炎、口内炎、口角炎、食欲减退、神经炎等）。因为头孢菌素类抗生素可以抑制肠道正常菌群，减少人体内维生素 K 的合成，导致维生素 K 依赖性凝血因子合成障碍，易致出血；维生素 B_1、维生素 B_2 的缺乏出现舌炎、口角炎。长期（10 天以上）应用宜适当补充维生素 K、维生素 B（复合维生素 B），复合维生素 B 一次 1~2 片，一日 3 次，同时监控剂量和疗程。

当然，也可服用维生素 B 溶液，10 岁以下的孩子，一次 1 毫升 / 岁；10 岁以上的孩子一次 10 毫升，一日 3 次。

此外，更要注意孩子们长期服用头孢菌素后是否腹泻（抗生素可能破坏肠道正常的球、杆菌比例）。可以给孩子适当服用一些微生态制剂（双歧三联活菌制剂、地衣芽孢杆菌制剂、乳酸杆菌等）。

发热

孩子为什么会发热？

发热是指人体体温升高，超过正常范围。当直肠温度超过 37.6℃、口腔温度超过 37.3℃、腋下温度超过 37.0℃，昼夜间波动超过 1℃ 时即为发热。一般发热在 38.5℃ 以下为低热，超过 39℃ 时即为高热，40.0℃ 以上为超高热。

发热是人体对致病因子的一种全身性防御（保护措施）反应，其机制为感染、细菌内毒素与其他外源性致热原进入人体后，与粒细胞、单核细胞等相互作用产生内源性致热原，导致下丘脑体温中枢前列腺素合成与释放，引起人体发热。其原因是感染（细菌、结核分枝杆菌、病毒和寄生虫感染；或感冒、肺

第一章 儿童常见病用药

炎、伤寒、麻疹、蜂窝织炎等传染性疾病）所伴发
症状，也可以是非感染（组织损伤、炎症、
过敏、血液病、结缔组织病、肿瘤、移植
排斥反应、恶性疾病或其他疾病）的继
发后果。有时女性在经期或排卵期也会
发热。另外，服药也可能引起发热，一
般称为"药物热"。一般的低热我们建
议采用物理的降温方法，如退热贴、温水
沐浴、多喝白开水、敷冰袋、50% 乙醇擦浴
等。在孩子发热超过 38.5℃ 时，家长可给孩子选
择退热药口服。

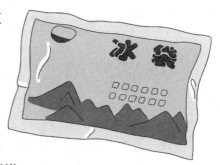

孩子发热了，可能得了什么病？

发热的主要表现是体温升高、脉搏加快、头痛，突发热常为 0.5 ~ 1 天，持
续热为 3 ~ 6 天，无名热（发热待查）可持续 1 周至 2 个月。

1 您的孩子伴有头痛、四肢关节痛吗？（头痛、咽喉痛、畏寒、乏力、鼻塞
或咳嗽，可能伴有感冒。）

2 血常规检查白细胞计数高于正常值吗？（白细胞计数高，可能有细菌感
染；白细胞计数正常或低于正常值，可能有病毒感染。）

3 儿童伴有咳嗽、流涕、眼结膜充血、麻疹黏膜瘢吗？（皮肤有麻疹黏膜
瘢、全身斑丘疹，可能是麻疹。儿童或青少年伴有耳垂为中心的腮腺肿大，多
为流行性腮腺炎。2 ~ 10 岁儿童有轻度发热、全身不适、食欲减退等前驱症状，
1 ~ 2 天后出现皮疹，发热与发疹可同时发生，或发热略早于发疹，可能是水
痘。5 ~ 15 岁儿童发热、第 2 天皮肤出现无痛性粟粒样红色丘疹、皮肤弥漫性潮
红、口周苍白、颌下淋巴结肿大，可能为猩红热。）

4 发热有间歇期吗？（表现有间歇发作的寒战－高热－继之大汗，可能是
化脓性感染或疟疾。）

5 有持续性和波动性高热吗？（如 24 小时内波动持续在 39℃ ~ 40℃，居高

不下，伴随寒战、胸痛、咳嗽、吐铁锈痰，可能伴有肺炎。）

⑥ 发热的病程如何？（起病缓慢，持续发稽留热，无寒战、脉缓、玫瑰疹、肝脾肿大，可能伴有伤寒；如果为长期找不出原因的低热，一般为功能性发热，应认真治疗。）

孩子发热时可选服哪些药？

发热基本上为对症治疗，服药将体温降至正常并缓解疼痛。常用的解热镇痛药有对乙酰氨基酚、布洛芬、阿司匹林、贝诺酯、安乃近（仅限于滴鼻）等。

① 对乙酰氨基酚（扑热息痛、泰诺、必理通、百服宁）解热作用强，镇痛作用较弱，但作用缓和而持久，对胃肠道刺激小，正常剂量下对肝脏无损害，可作为退热药的首选，儿童一次 10~15 毫克/千克体重，每隔 4~6 小时给予 1 次；或一日 1500 毫克/平方米，分 4~6 次服，每隔 4~6 小时给予 1 次；12 岁以下的儿童每 24 小时不超过 5 次量，一般不超过 3 天。或采用直肠用栓剂，一次 20 毫克/千克体重，每隔 6 小时给予 1 次。

② 布洛芬的镇痛作用较强，比阿司匹林强 16~32 倍；抗炎作用较弱，退热作用与阿司匹林相似但较之持久。对胃肠道的不良反应较轻，易于耐受，为此类药物中对胃肠刺激性最低的。布洛芬儿童一次 5~10 毫克/千克体重，一日 3 次，每隔 4~6 小时给予 1 次，24 小时内不得超过 4 次；栓剂 1~3 岁一次 50 毫克，大于 3 岁一次 100 毫克。如果发热不缓解，间隔 4~6 小时重复给予 1 次，但 24 小时内不得超过 200 毫克。

③ 阿司匹林服后吸收迅速而完全，解热镇痛作用较强，作用于下丘脑体温中枢引起外周血管扩张、皮肤血流增加、出汗，使散热增强而起到解热的作用。能降低发热者的体温，对正常体温几乎无影响。儿童一日 30~60 毫克/千克体重，分 4~6 次服用或一次 5~10 毫克/千克体重，婴幼儿发热可选用阿苯片（每片含阿司匹林 100 毫克、苯巴比妥 10 毫克），3 岁以下儿童一次 1~2 片，3 岁以上儿童酌增剂量。

④ 贝诺酯为对乙酰氨基酚与阿司匹林的酯化物，通过抑制前列腺素的合成而产生镇痛、抗炎和解热作用。对胃肠道的刺激性小于阿司匹林，作用时间较

第一章　儿童常见病用药

阿司匹林及对乙酰氨基酚更长。口服小儿贝诺酯维生素 B_1 颗粒（每袋含贝诺酯 300 毫克、维生素 B_1 3 毫克），对 2~6 个月婴儿，一次 1/3~1/2 袋，6 个月至 1 岁婴儿一次 1/2 袋，1~3 岁幼儿一次 1 袋，一日 2~3 次。

⑤ 5 岁以下儿童高热需紧急退热时，可应用 20% 安乃近溶液滴鼻，婴儿每侧鼻孔 1~2 滴，2 岁以上儿童每侧鼻孔 2~3 滴。

孩子发热惊厥时，应该怎么办？

发热惊厥一般发生于高热的第 1 天，体温一般会在 38.5℃以上，孩子抽筋时眼睛会往上翻、嘴唇发紫、四肢抽动、脖子往后仰，有些孩子还会尿失禁（尿裤子），一般持续约 5~6 分钟会好转。惊厥时应将孩子的头往一侧侧过来，不让孩子把所吐的东西再吸进去。3 岁以内的孩子及没有惊厥史的孩子发生概率较小。

高热惊厥并不可怕，关键是及时把孩子的高热降下来（详见"发热"内容），需要退热、镇静、镇惊。除服用退热药外，也可选择地西泮或苯巴比妥服用镇静。地西泮（安定）作为首选，一次 0.1 毫克 / 千克体重，每隔 4~6 小时给药 1 次，重症用药间隔可缩短至 3 小时 1 次。苯巴比妥对 1 月龄至 12 岁儿童，口服一次 1~1.5 毫克 / 千克体重，一日 2 次；肌内注射初始一次 15~20 毫克 / 千克体重，以后一次 2.5~5 毫克 / 千克体重，一日 1~2 次。

儿童发热时适合选用哪些中成药？

中医学对发热的辨证治疗具有丰富的经验。中医学将外感发热分为外感风寒证、外感风热证、外感暑湿证、半表半里证、热在气分证、热入营分证、热入血分证和湿热蕴结证 8 种类型。内伤发热也可分为肝郁发热等 7 种证型。下面介绍几种儿童多发证型。

（1）**外感风寒证**　患儿表现怕冷、轻度发热、头痛、流清鼻涕、咽喉痛或不适、咽痒、口不渴，可选保护婴儿丹、至保锭、小儿柴桂退热颗粒、风寒感冒冲剂、荆防冲剂、发汗解热丸。幼儿有低热、鼻塞、流涕、轻咳等症状，可服用妙灵丹。

（2）**外感风热证**　发热明显、轻微怕风、汗出不畅、头痛、咽喉红肿疼痛、痰黏、口渴，可选小儿清热宁颗粒、小儿清咽冲剂、小儿感冒冲剂、风热感冒片、桑菊感冒片、银翘解毒片、羚翘解毒丸。如果大便干结，用牛黄清热散。

（3）**外感暑湿证**　发热、微弱怕风、流浊鼻涕、头晕、恶心、小便少、有中暑症状，可服用藿香正气软胶囊、广东凉茶、玉叶解毒颗粒、甘和茶。

（4）**半表半里证**　病邪在表里之间，出现寒热往来或既有表证，又有里热，恶寒发热，口苦咽干，脉弦。可服用儿童回春颗粒、防风通圣丸、银柴颗粒、柴胡口服液。

此外，婴幼儿发高热且有高热惊厥史，可先服用紫血散。

头痛

头痛是怎么回事儿？

头痛是生活中最常见的症状，是孩子们在受到伤害性刺激后发出的一种保护性反应，同时也是很多疾病的前驱症状。引起头痛的病因很多，如感染性发热、脑膜炎、鼻窦炎、感冒、脑炎。同时，头痛也是某些特殊情况的信号，如高血压、基底动脉供血不全、脑外伤。此外，近视、散光、屈光不正、青光眼或眼压升高也常会导致头痛。

头痛分为轻度、中度、重度。人体伴随疼痛的刺激，常引起一些生理功能的紊乱，如失眠、恐惧、精神紧张、休息不足、焦虑、耳鸣、头晕、恶心、呕吐、肢体功能受限等反应。如果孩子出现了头痛表现，家长首先要找出导致孩子头痛的原因。

头痛时可选用哪些药？

治疗头痛要对症，多选用解热镇痛药。头痛时可首选对乙酰氨基酚（必理通、泰诺、百服宁）、布洛芬（芬必得）、阿司匹林（阿司匹林咀嚼片），有明显的镇痛作用。对紧张性头痛（学习、考试前紧张）、长期精神比较紧张者，推荐合并服用谷维素、维生素 B_1，一次各服 10 毫克，一日 3 次。

（1）紧张性头痛　长期精神比较紧张者，推荐应用地西泮（安定）片。

（2）反复性偏头痛　推荐应用抗偏头痛药，如麦角胺咖啡因片、罗通定片、天麻素、苯噻啶、舒马曲坦、佐米曲普坦。

（3）三叉神经痛　可首选卡马西平，儿童青少年宜从小剂量开始，一日 400～600 毫克，分为 2～3 次服用；最大日剂量不超过 1600 毫克，直至疼痛消失。

眩晕

儿童为什么有时会眩晕？

正常人体常常处于运动之中，为了保持平衡需要有健全的神经调节。外界的感觉刺激传入小脑和皮质下中枢，产生不经意识地协调反射；刺激还可由皮层下中枢上传至大脑皮层，使人体能有意识地保持平衡。

眩晕是空间定位错觉引起的人自身或周围物体运动的一种幻觉。患者会感觉周围景物或自身旋转，称为真性眩晕。若只头昏、头重脚轻，有摇晃浮沉感，而无旋转感，则称为假性眩晕。眩晕常伴有恶心、呕吐、面色苍白、心动过缓、血压降低等一系列症状。常见的眩晕可分为 4 种，您可判断一下孩子的眩晕是下列哪种情况。

（1）耳源性眩晕　是由车、船、飞机不规律的颠簸，使内耳前庭受到过度刺激而产生的前庭功能紊乱所致。情绪紧张、焦虑或不良气味也可能成为诱发因素。在眩晕的同时常发生眼球震颤。每次发作的时间较短，患者常感到物体旋转或自身旋转，行走中可出现偏斜或倾倒，但神志较为清醒。

（2）中毒性眩晕　由于应用了对人耳有毒性的药物或物质，如链霉素、卡那霉素、异烟肼、有机磷、汞、铝、酒精或烟草等，损害了内耳的听神经末梢、前庭器官而引起。

（3）颈性眩晕（椎动脉压迫综合征）　多由颈椎肥大性骨质增生，压迫了椎动脉，造成脑基底动脉供血不足。发作常与头颈转动有关，此时可以口服脑血流促进药。

（4）小脑肿瘤和小脑后下动脉血栓　大脑疾病，如癫痫发作、偏头痛发作、脑血管硬化和脑瘤的颅内高压等也可导致眩晕。

⇒ 眩晕时宜选用哪些药？ ⇐

⑴ 晕动病时首选茶苯海明（乘晕宁）口服，其兼有抗眩晕、止吐及镇静作用，一次 12.5 ~ 25 毫克，一日 3 ~ 4 次；或于乘车、船、飞机前 0.5 ~ 1 小时服用，必要时可重复 1 次。另外，也可服氢溴酸东莨菪碱（解痉灵），既能抗眩晕，又有止吐作用，服药后半小时见效；但其副作用较大，前列腺增生及青光眼患者禁用。目前多选用东莨菪碱的贴片或贴膜（使保定），使用更方便，儿童一次 3/4 贴，10 岁以下一次 1/2 贴。一般在旅行前 5 ~ 6 小时贴于耳后皮肤上。

⑵ 苯环壬酯（飞赛乐）有预防晕动病的作用，能抑制腺体分泌，扩大瞳孔和镇吐。一次 1 ~ 2 毫克，于旅行前 0.5 小时服用，必要时在 4 ~ 5 小时后再服用。

⑶ 弱安定药，如地西泮（安定），可辅助达到镇静和稳定情绪的作用，情绪烦躁者可以一次性服用 2.5 ~ 5 毫克。

⑷ 对由乘车、乘船、乘飞机所引起的眩晕，常选茶苯海明（乘晕宁）或异丙嗪（非那根）口服。茶苯海明一次 12.5 ~ 25 毫克，或

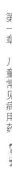

异丙嗪一次 6.25～12.5 毫克，于乘车、船前 30 分钟服用。

为什么要让孩子在服用抗眩晕药后休息一会儿？

抗眩晕药引起的不良反应最常见的是镇静，如在白天思睡、头晕，多数患儿都能在数日内耐受，但如同服其他中枢神经抑制剂（如镇静药、催眠药、抗抑郁药），可使嗜睡反应加重。因此，在服用后或到达目的地后宜稍事休息。此外，与抗过敏药一样，服药后不宜登高。另外，下列几点也该提示注意：

1 新生儿不宜服用，婴幼儿应慎用。

2 如患儿感到眩晕严重、呕吐不止、血压升高或降低并严重脱水时，请去医院诊治。并在发作时卧床休息，保持安静，对呕吐严重者需静脉注射 25% 葡萄糖注射液。

3 自我养护也很重要，平时要让孩子注意加强平衡能力的锻炼，乘坐车、船或飞机前不宜吃得过饱或空腹，停车时应尽量下来活动活动，让孩子最好坐在车、船的前部，并靠近窗口处，保持通风、体位向前和向远方注视，多给孩子讲故事或做游戏，以分散他们的注意力。

癫痫

孩子患了癫痫，家长应该知道的几种药物

癫痫的治疗首要的是控制癫痫发作，同时考虑到医学、心理、社会的需要，不断改善患儿的生活质量。对癫痫患儿适时、正确、规范、合理的应用药物治疗，约有 80% 的患者病情得以控制，宜根据不同发作类型选药，详见表 1-3。选用抗癫痫药前，首先应明确是首诊癫痫，还是癫痫发作，以及癫痫发作的类型，并依据癫痫发作的类型来选择药品。

表 1-3　癫痫不同发作类型的选药

发作类型	一线药	二线药	可考虑的药品	可能加重癫痫发作的药品
强直阵挛性发作	丙戊酸钠	左乙拉西坦、托吡酯	苯巴比妥苯妥英钠	—
肌阵挛发作	丙戊酸钠、托吡酯	左乙拉西坦、氯硝西泮拉莫三嗪	—	卡马西平、奥卡西平苯妥英钠、加巴喷丁
失神性发作	丙戊酸钠、拉莫三嗪	托吡酯	—	—
强直性发作	丙戊酸钠	左乙拉西坦、氯硝西泮拉莫三嗪、托吡酯	苯巴比妥	卡马西平、奥卡西平
失张力发作	丙戊酸钠、拉莫三嗪	左乙拉西坦、托吡酯氯硝西泮	苯巴比妥	卡马西平、奥卡西平
部分性发作（有/无继发全面性）	卡马西平、拉莫三嗪丙戊酸钠、奥卡西平	左乙拉西坦、加巴喷丁托吡酯、唑尼沙胺	苯妥英钠苯巴比妥	—

孩子首次服用抗癫痫药，家长应注意哪些问题？

治疗癫痫应尽量使用单个药品的最低有效剂量，控制癫痫发作而减少药品不良反应，同时兼顾患儿的耐受性，治疗的终极目的是为了提高患儿的生活质量，使患儿无忧无虑地、正常地生活。因此，首次选药非常重要。

1 应用抗癫痫药治疗应在第 1 次无诱因发作后开始，医生会与患儿家长或监护人商议：①患儿有脑功能缺陷；②脑电图提示明确的痫样放电；③患者或监护人认为不能承受癫痫再次发作的风险；④头颅影像显示脑结构损害。

2 通常情况下，第 2 次癫痫发作后推荐开始用抗癫痫药治疗。

3 虽已有两次发作，但发作间隔期在 1 年以上，可以暂时推迟药物治疗。

4 如选用的第一种抗癫痫药因为不良反应或仍有发作而治疗失败，应试用

第一章　儿童常见病用药

另一种药，并加量至足够剂量后，将第一种用药缓慢地减量。

⑤ 如第二种用药仍无效，在开始另一种药品前，应根据相对疗效、不良反应和耐受性将前两种药缓慢撤掉。

为什么提倡给孩子规律用药？

① 抗癫痫药应长期规律地应用，剂量一般从低剂量开始（可以减少不良反应），逐渐增加，直到癫痫发作被控制而又无明显的药品不良反应，即为最佳剂量、最佳疗效。

② 给药的次数要根据该药血浆半衰期来确定。大多数抗癫痫药剂量的使用可以分为一日给药 2 ~ 3 次。血浆半衰期较长的药品（如苯巴比妥和苯妥英钠等），可睡前给 1 次量即可。但有些抗癫痫药剂量偏大，可能需要一日 3 次给药，以避免出现与高峰血浆药物浓度相关的不良反应。抗癫痫药在儿童体内的代谢速度比成人要快，因此患儿使用此类药需要更频繁地调整剂量并要按体重计算给药量，千万不要按成人剂量来折算。

治疗孩子癫痫，为什么建议家长首选单药治疗？

治疗癫痫首选单药，约有 70% ~ 80% 的癫痫患儿通过单药治疗即可获得满意的效果。如第一种药品治疗失败，倾向于选择第二种一线抗癫痫药作为替代。在单药治疗癫痫无效时才能考虑同时使用两种或两种以上的抗癫痫药联合治疗，此时可能增加药物毒性及可能发生抗癫痫药间的相互作用。这种药物相互作用是复杂的，有高度可变性和不可预测性，可能毒性增高而药效并没有相应增加。联合用药的原则有：

① 至少在应用两种单药治疗不能完全控制发作时，或确诊为难治性癫痫，或混合性发作者，才考虑联合用药。

② 联合用药力求精减，最多不要超过 3 种抗癫痫药联合。

③ 避免化学结构类同、作用机制相似、副作用相同的抗癫痫药联合使用。

④ 密切观察效应，必要时监测血浆药物浓度。

⑤ 联合用药应选用药物代谢动力学及药效学有互补优势的抗癫痫药。抗癫痫药之间如果存在相互作用，应定期检测血浆药物浓度，根据血浆药物浓度和患者病情对剂量进行调整。

<h2 style="text-align:center">儿童多动症</h2>

您的孩子是真的得了儿童多动症吗？

　　一般来讲，儿童多动症的临床症状有时与儿童所处场合、从事活动不同有关。多动儿童在做作业，从事重复性或需巨大努力的活动及做不新奇的事情时，其维持注意力最困难。在有吸收力、新情况或不熟悉的环境中症状可减轻。在经常重复的情况下，患病儿童对完成任务，其注意力的维持问题不大。在没有特别严格的规范和纪律要求的情况下，患有多动综合征的儿童与正常儿童区别不大。其症状随情景而波动的现象说明患病儿童表现症状和严重程度易受环境的影响，并与其有高度的相互作用。其主要症状有：

　　（1）注意力不集中　①在学习、工作或其他活动中，粗心大意，在作业或游戏活动中经常难于保持注意力集中；②与他人谈话时，经常走神；③经常不能自始至终地遵循指导和完成学业、工作任务，而这一行为并非由于自己或他人的阻碍或自己未能理解所致。在完成作业和活动、诵读、拼音、书写或语言表达等方面经常发生困难；或患儿未经认真思考就回答，认识欠完整，也是造成学习困难的原因之一；④经常逃避、厌恶或拒绝从事学校作业或家庭作业等脑力工作，有些患儿采取回避困难的态度，变得被动、退缩；⑤经常遗失东西、健忘，同时易受外界干扰而分心。

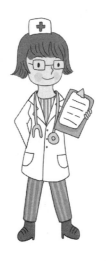

第一章　儿童常见病用药

（2）**多动** ①手足不能停下来，或在座位上左右不安；②无法长时间地坐在座位上，经常离开座位，或经常过度地奔跑攀爬，难于安静地做游戏或从事安静的活动，或经常无端地"忙个不停"；③经常过多地说话，尤其上课时话多、小动作多、易激动、好与他人争吵。

（3）**易于冲动** ①经常在他人问题尚未说完以前，就脱口而出做出回答；②当要依次排队时，经常难于等候，经常打断或打扰他人的交谈或游戏，而不顾及他人的感受；③有时行为目的不明确，有时不避危险；④在集体活动中不合群；⑤在家长面前倔强、不听话、冒失、没有礼貌。

此外，患儿常表示出一些固定的神经系统软症状，如翻掌、对指试验等呈阳性。

医生常开的治疗儿童多动综合征的药品有哪些？

对儿童多动症的治疗分为药物治疗、心理治疗和行为矫正等 3 种方法。药物治疗以中枢神经兴奋剂为主，其作用机制主要是兴奋中枢神经，振奋精神，解除疲劳，尤其对大脑皮质，通过促进中枢和外周神经释放多巴胺和去甲肾上腺素，使神经突触间隙的多巴胺和肾上腺素水平升高。

（1）**中枢兴奋药** 首选哌甲酯（利地林），分为两种制剂（速释、缓释片），适于 6 岁以上儿童服用，速释片初始一次 5 毫克，一日 2 次，于早餐或午餐前服用，以后按每周递增 5~10 毫克，一日内不超过 40 毫克。个别儿童如病情需要，在家长的知情同意下，可酌加剂量，但一日不宜超过 60 毫克。于早、午服用，傍晚不用，以避免引起失眠，多数儿童一日剂量为 20 毫克以内。体重较胖者宜在餐前服用，儿童食欲较差、体重较轻者宜在餐后服用。缓释片一次 18 毫克，一日 1 次，适于早晨、餐

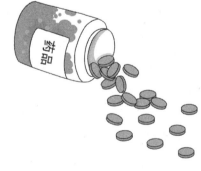

前餐后服用，以后酌加剂量，推荐一日剂量为36毫克，最大54毫克，缓释片作用时间可维持12小时。

次选匹莫林（苯异妥英、培脑灵）一次20毫克，一日1次，于清晨服用，一般剂量不超过60毫克。匹莫林较哌甲酯引起厌食和失眠的情况更少，但显效缓慢，6岁以下儿童最好不用。

（2）选择性抑制突触前去甲肾上腺素载体药 能增强去甲肾上腺素的翻转效应，改善症状，间接促进认知的完成，使儿童注意力的集中。主要有托莫西汀（择思达）初始剂量为0.5毫克/千克体重，分2次于早晨或下午/晚间服用，最少经3天方可增至1.2毫克/千克体重目标剂量，晨服或分2次服用，最大剂量不宜超过1.4毫克/千克体重和一日100毫克。

（3）抗抑郁药 丙米嗪也有较好的疗效，剂量从10毫克开始，常用剂量为一日25～50毫克，视儿童年龄、体重而定。抗精神药氯丙嗪、甲硫达嗪适用于有破坏性行为的患儿；抗癫痫药，如苯妥英钠、扑痫酮，适用于伴发惊厥的患者。

孩子有多动综合征，家长应如何护理？

治疗儿童多动综合征需要主管医生、家长、学校老师密切合作，针对每个个体儿童、针对具体症状或环境，实施药物和精神治疗，确定服药的顺序，摸索最佳的日剂量，并不断地评价药品疗效、药品不良反应，提高患儿的自信心，提高患儿的社会适应能力。

重视精神治疗的同时，不可忽视家庭和学校方面的教育和管理。对患儿要有耐心，充满关怀和爱护。对患儿的不良行为及举动要正面地给以纪律教育，多予启发和鼓励，遇到行为治疗有成绩时应给予奖励（多鼓励、多奖励），不应在精神上施加压力，更不能谩骂或体罚（少施压、少惩罚）。对有不良习惯和学习困难的患儿，应多给具体指导，让他们执行有规律的生活制度，培养良好的习惯，帮助他们克服学习上的困难，不断增强信心。文献资料指出药物与教育、行为上的指导相结合更为有效。

厌食及消化不良

孩子厌食了，服用哪些中成药管用？

（1）**胃肠积滞型** 积滞是由儿童喂养不当，内伤乳食，停积胃肠，脾运失调所引起。主要表现为不思饮食、腹胀嗳腐，大便酸臭或便秘。婴儿可选服小儿增食丸，1岁以内的婴儿一次半丸，1~3岁的幼儿，一次1丸，一日2~3次。3岁以上的儿童可选小儿化食丸，一次1~2丸，一日2次，温开水送服。如果孩子是由进食肉食过多引起的厌食，可吃大山楂丸，一次0.5~1丸，一日2次，用温开水送服；或服用健胃消食片、保和丸。

（2）**脾胃虚弱型** 脾胃虚弱是胃肠、脾脏动能差，胃脘痞满、闷胀不舒、纳食量少。常见神疲乏力，口淡不渴，面色萎黄。治疗原则应以理脾健胃化食为主，可以选服小儿香橘丸，一次1丸，一日2次，温开水送服（1岁以内小儿酌减）。如果小儿除有明显的厌食外，还有腹疼、腹胀，或大便不成形，治疗原则就应以健脾和胃化滞为主。可以选服小儿健脾丸，一次1丸，一日2次，温开水送服（1岁以内小儿酌减）。如果孩子的厌食是由进食过多的冷饮或瓜果，或者是夏天着凉、刺激引起的，治疗原则应以温化脾胃为主，可以选服和中理脾丸，一次服0.5~1丸，一日1~2次，温开水送服（3岁以内小儿酌减）。

（3）**先天不足型** 儿童先天不足，后天失养，阴阳失调。可致神志失控，多语多动，烦热纳差。治疗原则应以补益元气为主。可选服参苓白术丸，一次1袋，一日2次，温开水送服（3岁以内小儿酌减）。1岁以下的婴儿可用大枣3~5个煎汤用红糖水送服。

治疗孩子厌食，还可以采用推拿按摩治小儿厌食，摩腹5分钟，捏脊5遍，一日1次，连续3~5日为1个疗程，非常经济安全，可有效改善小儿厌食的症状。

孩子消化不良，服用哪些中成药管用？

传统的中成药分为消食导滞剂、消痞化积剂两大类。

（1）**消食导滞剂** 适用于伤食停积，消化不良。因暴饮暴食，或小儿乳食不知自己节制，致使脾胃受损，运化功能失调，造成食停胃脘，蓄积不化。症状可见不思饮食、胸脘痞闷、嗳气吞酸、腹痛腹泻等。常用化食中成药，如神曲茶、加味保和丸、大山楂丸。因食滞日久兼有脾虚，苔腻微黄，脉象虚弱，治疗宜消补兼施，健脾养胃，佐以导滞，如香砂养胃丸、香砂枳术丸、香砂平胃颗粒。

（2）**消痞化积剂** 适用于饮食停滞、气机壅阻所致的痞满等症。因饮食不节，积滞内停，阻塞胃肠气机，则生湿热，大肠传导不利，寒热痰食与气血相结。症状可见胸脘痞闷、两胁胀痛、腹中结块、体倦食少等，可选服木香顺气丸、养胃舒胶囊、六味安消散（胶囊）等。对慢性胃炎、胃溃疡、十二指肠炎，伴有腹痛，可口服气滞胃痛冲剂、胃舒冲剂；对功能性消化不良、痛秘型肠易激综合征（腹痛、便秘、腹胀、腹泻）者，可服六味安消胶囊，一次 3～6 粒，一日 2～3 次。

腹胀

腹腔内的空气从何而来？

人体腹腔内的气体产生有 4 个原因。

（1）**吞咽动作** 胃肠内气体约 70% 来自吞咽。使人产生吞咽的原因也有 4 个：①口涎增多，势必常咽口水，一次可带入 2 毫升的气体；②进食太快，囫囵吞咽及小口吞咽，都能增加气体的吞咽；③饮用流食比固体食物所咽的气体要多出 2～3 倍，卧位进食吞咽的气体较多，尤其是仰卧位；④饮用大量产气的饮料，如汽水、牛奶等。

（2）二氧化碳的释放　胰腺每天分泌1000～2000毫升胰液，含有大量的碳酸氢根，当排入十二指肠与胃酸相遇时，则释放出大量的二氧化碳。

（3）**食物发酵**　小肠未完全消化的食物残渣进入结肠后，糖类食物被大肠杆菌发酵，产生二氧化碳及氢；或被厌氧杆菌发酵产生氢及甲烷；未被消化的蛋白质进入结肠后被细菌分解，产生气体，包括硫化氢等，所以肛门排气常带臭味。

（4）**结肠对气体的吸收减少**　正常结肠内积气被肠蠕动向下推，经肛门排出，每天400～1200毫升。任何原因引起的肠蠕动迟缓、大便干燥、肠壁张力降低或肠梗阻，都可使排气障碍而发生腹胀。

孩子腹胀时，家长可考虑选用哪些药？

如果孩子腹胀准备用药，首选二甲硅油片，其可降低胃肠内气体微泡的张力，消除肠道中的泡沫，帮助排除气体，儿童一次25～50毫克，一日3次，餐前或睡前服，连续7～10天；或口服消胀片（每片含二甲硅油25毫克、氢氧化铝40毫克），一次1～2片，一日3次。此外，还可选服乳酶生（表飞鸣），1岁以下婴儿一次0.1克，5岁以下儿童一次0.2～0.3克，5岁以上儿童一次0.3～0.6克，一日3次，最大剂量一日1克，可分解糖类，抑制肠内产气菌的生长；或服用活性碳，可吸附肠内大量的气体，儿童一次0.3～0.6克，一日3次。

中医学将腹胀归为"食滞"，是指饮食不节引起的腹痛、厌食、呕吐、脘腹胀满。可选用的中成药有木香顺气丸或香砂养胃丸，前者可行气化湿、健脾和胃，调节胃肠运动和胃液分泌。用于胸膈痞闷、脘腹胀痛、呕吐恶心、嗳气纳呆，口服一次6～9克，一日2～3次。后者可温中和胃，调整消化液分泌和胃肠功能。用于不思饮食、呕吐酸水、胃脘满闷、四肢倦怠，丸剂一次9克，冲剂一次5克，一日2次。另外，香砂平胃颗粒、沉香化气片、丁沉透膈丸、调气丸、复方制金柑冲剂、和胃平肝丸、加味四消丸、健脾丸、枳术丸、六味安消胶囊、洁白胶囊也可选用。

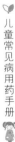

腹泻

为什么孩子在夏天容易发生腹泻?

夏季雨水很多,雨水可能造成水源的污染,引起肠道感染性疾病的爆发流行;夏季又是苍蝇、蟑螂等昆虫活跃的季节,它们的身上沾满了细菌,常常成为肠道传染病的传播媒介;夏天的天气热了,瓜果梨桃、菜花黄瓜非常多,细菌也非常喜欢在潮湿温暖的蔬菜水果表面滋生,而且存活时间较长。

在炎热的夏季,人们也爱吃凉拌蔬菜,拍黄瓜、糖拌西红柿、过水凉面,如果没有清洗干净,也易给细菌带来可乘之机。夏天很多人喜欢喝冷饮、吃零食、进甜食,但细菌也爱"吃"甜食,一旦甜食、冷饮受到污染,就都成了细菌的培养基,细菌简直是找到了繁殖后代的天堂,1个大肠埃希菌在一天内可以繁殖72代子孙,1个变为2个,2个变为4个,成倍的繁殖,1个细菌在一天里可繁殖数万个细菌。

另外,夏季家长会让孩子们多饮水,大量的水分会冲淡胃酸,失去杀菌的屏障,胃酸被稀释,其杀菌的功能降低,抗病的能力也随之消失。因此,这造成了夏季容易发生肠道传染病,且腹泻的情况增多。

宝宝腹泻了,是怎么回事儿?

婴幼儿腹泻,又名婴幼儿消化不良或秋季腹泻,是婴幼儿期的一种急性胃肠道功能紊乱,以腹泻、呕吐为主的综合征,由多种病因所致。以夏、秋季发病率最高,尤其是夏末转入初秋,或添加碳水化合物(米粉、稀粥)的初期,其中急性腹泻多发生于2岁以下儿童,50%为1岁的幼儿。通常将肠道内微生物感染引起的腹泻称为肠炎;将肠道外因喂养不良、激惹性刺激所引起的腹泻,称为消化不良。

婴幼儿腹泻的病因分为:①激惹性刺激,如寒冷、水土不服、油腻食物刺激等所致;②病原微生物感染,如细菌、病毒、真菌、衣原体、寄生虫等,其中以前两者居多。细菌有大肠埃希菌、空肠弯曲杆菌、耶尔森菌、鼠伤寒杆菌、变形杆菌等；病毒有人类轮状病毒、诺沃克病毒、埃克病毒、柯萨奇病毒、腺病毒等；③肠消化功能紊乱，或由于饮食不当。

 孩子腹泻了，哪些治疗方法家长要知道？

（1）**饮食疗法** 轻症减少奶量，代以米汤、糖盐水；重症患儿应禁食 8 ~ 24 小时，并静脉补液。

（2）**液体疗法** 轻度脱水和呕吐不重者可口服补液盐，每袋加 500 ~ 1000 毫升凉开水溶解后服，儿童每千克体重 50 ~ 100 毫升，分次于 4 ~ 6 小时内服完；静脉补液法适用于中度、重度脱水儿童，静脉滴注 5% ~ 10% 葡萄糖注射液或 5% 葡萄糖氯化钠液。

（3）**对症治疗** 控制腹泻可服用鞣酸蛋白，1 岁以下儿童，一次 0.125 ~ 0.2 克，1 ~ 7 岁一次 0.2 ~ 0.5 克，一日 3 次，空腹服用；为减少排便次数，增加大便的稠度，可选洛哌丁胺口服，4 ~ 8 岁儿童，一次 1 毫克，一日 3 次，疗程 3 天；8 ~ 12 岁儿童，一次 2 毫克，一日 3 次，疗程 5 天；12 ~ 18 岁青少年，首次 4 毫克，之后一次 2 毫克，一日 3 次，疗程 5 天；腹痛较重者，或反复呕吐腹泻者，腹痛剧烈时可口服山莨菪碱片，1 ~ 2 岁婴幼儿一次 2.5 毫克，3 ~ 6 岁儿童一次 4 ~ 5 毫克，7 ~ 10 岁儿童一次 5 ~ 7.5 毫克，11 岁以上儿童一次 5 ~ 10 毫克，痛时服或一日 3 次；或口服颠茄片，1 ~ 2 岁婴幼儿一次 2 ~ 3 毫克，3 ~ 6 岁儿童一次 3 ~ 4 毫克，7 ~ 10 岁儿童一次 4 ~ 8 毫克，11 ~ 12 岁儿童一次 8 ~ 12 毫克，大于 12 岁的青少年一次 8 ~ 16 毫克，痛时服或一日 3 次。

（4）**胃肠黏膜保护治疗** 如口服双八面蒙脱石（思密达），可增强黏液屏障，防止胃酸、胃蛋白酶以及各种病毒、细菌及其毒素对消化道黏膜的侵害，维护消化道的正常功能。1 岁以下儿童一日 3 克（1 袋），2 ~ 3 岁儿童一日 2 ~ 3 袋，3 岁以上儿童一日 3 袋，分为 3 次于空腹时给药。治疗急性腹泻时，首次剂量加倍。

孩子长期或剧烈腹泻时，为什么要大量饮水并适当补盐？

当人体因腹泻或疾病、创伤、感染时，由于处于病态，体内的水、电解质和酸碱度容易失去平衡，若这种失衡超过了人体的代偿能力，将使水、盐的代谢发生紊乱，常见脱水症和钠、钾代谢的紊乱（低钠、低钾），严重者可危及生命。

正常状态下的成年人，在适宜的气候下，每天的需水量约为 30～50 毫升 / 千克体重，儿童 20～40 毫升 / 千克体重，才能将尿量保持在生理范围内。因此，在针对腹泻病因治疗的同时，还应及时补水和电解质，以纠正不平衡状态。可口服补液盐，每袋加 500～1000 毫升凉开水溶解，以 50 毫升 / 千克体重于 4～6 小时内服完。

口服补液盐 3 号（1 袋含 5.125 克盐）与 2 号相比，减少了钠和葡萄糖的含量，从而降低了渗透压，更适合作为婴幼儿预防脱水和轻、中度没有循环衰竭的脱水情况下的液体补充。对于轻度脱水的儿童补充 30～50 毫升 / 千克体重，中度脱水儿童 50～100 毫升 / 千克体重，预防脱水 10～40 毫升 / 千克体重，于 4～6 小时内服完。

孩子腹泻时，家长可为孩子选用哪些中成药？

中医学认为腹泻分为食滞胃肠型、脾肾亏损型、胃肠湿热型腹泻，在临床表现和选药上有所不同：

（1）**食滞胃肠型**　患者腹部胀痛、大便臭似败卵，腹泻后可稍减轻，不思饮食、嗳气、呕吐酸水，可选用加味保和丸、克泻胶囊、胃立康片、资生丸等。

（2）**脾肾亏损型**　症见大便稀薄，夹带有不消化的食物，稍吃油腻食物就会使大便次数增加多，疲乏无力，可选服人参健脾丸、补中益气丸、固本益肠片。

（3）**大肠湿热型**　多数患者在腹痛时就要泄泻，大便急迫、便色黄褐、味臭、肛门有烧灼感，同时伴随发热。可用葛根芩连片、香连片、温中止泻丸、黄连片。

便秘

便秘一定就是病吗？

便秘仅是一种症状，不一定就是疾病。便秘是由于粪便在肠内停留过久，水分太少，表现为大便干结，并感到排便费力、排出困难和排不干净。有些患者可能同时出现下腹部膨胀感、腹痛、恶心、食欲减退、口臭、口苦、全身无力、头晕、头痛等感觉，有时在小腹左侧（即左下腹部乙状结肠部位）可摸到包块（即粪便）及发生痉挛的肠管。根据其性质可分成5类：

（1）**意识性便秘**　根据一般标准认为大便的次数和性状正常，但患者感到不够舒服。

（2）**功能性便秘**　由于食物过于精细，缺乏残渣，形不成适量的粪便，或由于长期从事坐位工作，精神因素、生活规律改变或长途旅行等，未能及时排便，以及各种原因引起的饮水不足，造成粪便干结。

（3）**痉挛性病变**　主要为激惹综合征，肠功能紊乱或结肠痉挛。便秘常伴有腹痛、胀气及肠鸣音增加或亢进，以左腹部显著，进食后症状加重，排便或排气后缓解，便秘可与腹泻交替。

（4）**低张力性便秘**　常见于老年人、产妇，或由身体衰弱、肠麻痹、甲状腺功能减退、糖尿病并发神经病变引起肠肌肉张力降低及腹壁和膈肌无力。通常排出的是软便，但蹲便时间较长。

（5）**药物性便秘**　镇痛药（如吗啡）能降低排便反射刺激的敏感性；抗胆碱药能减低肠道平滑肌的张力；抗酸药（如次碳酸铋、氢氧化铝等）的收敛作用均可引起便秘。此外，含铁、铝、钙的制剂也可导致便秘。有的滥用泻药，引起肠道的敏感性降低或产生对泻药的依赖性，但在儿童中并不常见。

孩子便秘了，家长应该怎样根据分型选药？

治疗便秘常用缓泻药，包括容积性、刺激性、润滑性和膨胀性泻药。应用时宜按便秘的类型来选用。

（1）**慢性功能性便秘** 可选服乳果糖，服后能显著降低粪块嵌塞的发生，口服 65% 乳果糖糖浆剂（15 毫升含 10 克乳果糖），1 岁以内婴儿起始剂量一次 2.5 毫升，1 ~ 5 岁儿童及青少年起始剂量一次 5 毫升，5 ~ 10 岁儿童起始剂量一次 10 毫升，10 ~ 18 岁及青少年一次 15 毫升，一日 2 次；或酚酞（果导）片，1 ~ 2.5 岁幼儿一次 15 ~ 20 毫克，2.5 岁以上儿童一次 30 ~ 60 毫克。欧车前亲水胶为容积性泻药，在肠道内可吸附液体，使粪便软化容易排出，6 ~ 12 岁儿童一次 3 克，一日 1 ~ 3 次，用水 300 毫升搅匀。

（2）**急性、慢性或习惯性便秘** 可选比沙可啶（便塞停），通过与肠黏膜接触，刺激肠壁的感受神经末梢，引起肠反射性蠕动增强而导致排便，产生柔软而成形的粪便。6 ~ 10 岁儿童一次 5 毫克，10 ~ 18 岁儿童及青少年一次 10 毫克，一日 1 次，睡前整片吞服，但在服后 6 ~ 12 小时才生效。

（3）**低张力性便秘** 可使用甘油栓，能润滑并刺激肠壁，软化大便，使粪便易于排出，其作用温和。一次塞入肛门 1 枚，一日 1 ~ 2 次，多于给药后 30 分钟见效。或与山梨醇混合制成灌肠剂（开塞露），既有润滑作用，又可刺激直肠肠壁，反射性地引起排便，尤其适应于儿童及年老体弱者。儿童一次 5 ~ 10 毫升，由肛门注入。

（4）**急性便秘** 硫酸镁为容积性泻药，口服不易吸收，停留在肠腔内，使肠内容积的渗透压升高，阻止对肠腔内水分的吸收，同时将组织中的水分吸引到肠腔中来，使肠内容积增大，对肠壁产生刺激，反射性地增加肠蠕动而导泻。其作用强烈，排出大量水样便。既可单独使用，又可与山梨醇或甘油配伍。儿童一次 1 克 / 周岁。同时应大量饮水。

（5）**痉挛性便秘** 可选聚乙二醇 4000 粉（福松），服后易溶于水而形成黏性的胶浆，能润滑肠壁，软化大便和调节稠度，使粪便易于排出。不良反应少，刺激性小。口服 8 岁以上儿童一次 1 袋，每袋 10 克溶于水后服用，或一日 2 袋（20 克）顿服。另同类药尚有羧甲基纤维素钠，易分散于水中形成黏性的胶状液体，可润滑肠壁，并吸收大量水分膨胀后刺激肠壁，引起便意，导致排便。口服一次 1 ~ 2 克，一日 3 次，以温开水冲服。

缓解孩子便秘，可用哪些中成药？

中医学将便秘分为热秘和虚秘。

热秘者特点是大便干结、形如羊屎、小便短赤、精神疲倦，或腹胀腹痛、口干口臭、舌红苔黄燥，治疗宜清热润肠，服用五仁润肠丸、麻仁润肠丸或十五制清宁丸，一次 1~2 丸，一日 2 次。

虚秘者有气虚、血虚和肾虚之分。气虚者粪便并不干硬，但排便困难、便后乏力、舌淡苔薄白；血虚者粪便秘结、头晕目眩、心悸、舌色淡白，可试用五仁润肠丸；肾虚者大便秘结、小便清长、腰膝酸软、耳鸣心慌，可口服苁蓉口服液，一次 10 毫升，一日 1 次，睡前或清晨服用。对习惯性或产后便秘可选常通舒冲剂，一次 20 克，一日 2 次。

乳酸菌、双歧杆菌也可以缓解便秘吗？

微生态制剂具有双向调节作用，可使肠道功能恢复生理平衡。痉挛性和功能性便秘者也可选用微生态制剂，如双歧杆菌（丽珠肠乐）、嗜酸乳杆菌（乳杆菌）、乳酸菌（聚克）、乳酸菌素（妈咪爱）等。其成分为乳酸菌、双歧杆菌，在繁殖中会产生有机酸，使肠管中的水分增加，同时肠道的酸性降低，促使大便中水分含量增多而使粪便易于排出。

胃肠痉挛

孩子肚子疼痛，家长该如何选药？

胃腹疼痛（胃痛或肚子痛）在生活中较为常见，表现为阵发性腹痛加剧或绞痛。阵发性腹痛由炎症及刺激（细菌、胃酸过多、受凉、腹泻）引起；绞痛则为管道梗阻所致平滑肌收缩。

胃肠解痉药是从植物中提取的或人工合成的，其能解除胃肠痉挛，松弛平滑肌，缓解胃肠、腹部的阵发性疼痛。常选用的药品有5种：

（1）溴丙胺太林（普鲁本辛）　解除胃肠痉挛及抑制胃酸分泌的作用较强，可持续6小时，用于胃炎、胃痉挛等。口服，1个月至12岁儿童，一次0.3毫克/千克体重（最大剂量15毫克），一日3～4次，12～18岁儿童一次15毫克，一日3次（一日最大剂量120毫克），于餐前1小时或睡前服用。

（2）氢溴酸山莨菪碱片（654-2）　能使痉挛的平滑肌松弛，缓解胃肠绞痛。口服，1～2岁幼儿一次2.5毫克，3～6岁儿童一次4～5毫克，7～10岁儿童一次5～7.5毫克，11岁以上儿童及青少年一次5～10毫克，疼时服或一日3次。

（3）丁溴东莨菪碱　对6岁以上儿童，一次10～20毫克，一日3～4次，片剂和胶囊剂应整片或整粒吞服。或口服丁溴东莨菪碱口服液，1个月至2岁幼儿一次0.3～0.5毫克/千克体重，最大5毫克，一日3次；2～6岁儿童一次5～10毫克，一日3次；6岁以上儿童一次10～20毫克，一日3次。严重疼痛时，必要时30分钟可重复给药1次。

（4）颠茄流浸膏（颠茄片）　解除平滑肌痉挛，抑制腺体分泌，常用于胃肠痉挛引起的疼痛。2岁幼儿一次2～3毫克，3～6岁儿童一次3～4毫克，7～10岁儿童一次4～8毫克，11～12岁儿童一次8～12毫克，大于12岁的儿童及青少年一次8～16毫克，一日2～3次。

（5）盐酸哌仑西平片（胃见痊、必舒胃）　能抑制胃酸的分泌，减少胃蛋白酶的分泌，其抗平滑肌痉挛的作用强，可用于胃腹疼痛，急、慢性胃十二指肠溃疡。口服一次25～50毫克，一日2～3次，于餐前30分钟服用。

孩子服了胃肠解痉药后为什么特别容易口干?

胃肠解痉药除了能解除胃肠痉挛、松弛平滑肌、缓解疼痛外,还可抑制人体的多种腺体(汗腺、唾液腺、胃液)分泌,因此服后常见有轻度口干、口渴、面部潮红、视物模糊、排尿困难(尤其是前列腺增生者)、便秘、心悸等不良反应,因此需要多喝水。但对特殊人群如青光眼、手术前患者应禁用。

儿童服用胃肠解痉药后也易出现口干、皮肤干燥、面部潮红、心率加快,由于瞳孔散大引起视物模糊。因此,应重服用小剂量,并多饮水,一旦胃腹疼痛缓解,即应停药。

 为什么使用胃肠解痉药的时间仅限定1天?

急性胃腹痛和胃肠痉挛常表现剧烈,为剧痛或阵发性绞痛。吃了胃肠解痉药解除平滑肌痉挛后,疼痛常会缓解,但也可能掩盖了一些急性的腹部疾病。如肠梗阻、尿结石、胃及十二指肠溃疡穿孔、急性胆囊炎、急性胰腺炎、心肌梗死、胃肠破裂、肾破裂或脾破裂、急性阑尾炎等,造成更大的麻烦或生命危险。因此,有两点需提示特别注意:不提倡一有疼痛便马上吃药;二是在服用胃肠解痉药1天后,病情如未彻底缓解,宜及时去医院,以免延误病情和治疗。

寄生虫病

 孩子得了绦虫病,适合选用哪些药?

(1)吡喹酮 是驱除猪、牛绦虫的首选特效药,对驱除短膜壳绦虫的疗效也好。用于牛肉和猪肉绦虫病,单剂量10~25毫克/千克体重顿服;儿童10毫克/千克体重。用于短小膜壳绦虫和阔节裂头绦虫病,单剂量25毫克/千克体重顿服;用于脑囊虫病,总剂量120~180毫克/千克体重,分6天服用,一日分 2 ~ 3 次给予。

（2）**灭绦灵（氯硝柳胺）** 作为次选药物，对猪、牛肉绦虫、阔节裂头绦虫和短膜壳绦虫均有效。绦虫头节和近端节片接触药后即死，头节脱离肠壁而被排出。用于牛肉绦虫病，6 岁以上儿童一日 2 克，2 ~ 6 岁一日 1 克，2 岁以下一日 0.5 克。用于治疗短小膜壳绦虫病，成人首剂 2 克，继续一日 1 克顿服，连续 5 ~ 7 天，2 ~ 6 岁儿童口服 1/2 的量，2 岁以下儿童服 1/4 的量；用于猪绦虫病，成人一日 2 ~ 3 克，于早晨空腹每隔 1 小时口服 1 ~ 1.5 克顿服，2 小时后以硫酸镁液导泻，6 岁以上儿童一日 2 克，2 ~ 6 岁儿童一日 1.5 克，2 岁以下儿童 1 克。

（3）**阿苯达唑** 可抑制绦虫对葡萄糖的吸收，对猪、牛绦虫和短膜壳绦虫有驱除作用。体重小于 10 千克的儿童一日 200 毫克，体重大于 10 千克的儿童一日 400 毫克顿服，连续 3 日，疗效可达 90% 以上，但妊娠期妇女不宜使用。

（4）**南瓜子和槟榔** 先服南瓜子仁 60 ~ 100 克，嚼碎吞下，2 小时后再服槟榔煎（槟榔片 30 ~ 60 克，水煎 1 小时）。如无腹泻，5 小时后服 50% 硫酸镁溶液 20 毫升。其中槟榔对猪肉绦虫有强大的麻痹作用，使全虫瘫痪，可使牛肉绦虫头节和未成熟节片瘫痪；南瓜子仁能麻痹牛肉绦虫的中后段节片、妊娠节片。

蛔虫病为什么只在儿童身上有表现？

蛔虫病是蛔虫寄生于人小肠内的寄生虫病，多见于 5 ~ 15 岁儿童。轻者无症状，稍重者有消化道症状及营养不良，严重者可引起胆道蛔虫或蛔虫性肠梗阻。

蛔虫是最大的肠虫，成虫为乳白色或略带粉色，头尾较细，雌虫在人肠内产卵，每天约产 20 万个。卵随粪便排出体外，在适宜的温度下，发育为感染的虫卵，儿童吃了感染虫卵的蔬菜或水果后，一部分虫卵被胃酸杀灭，一部分在小肠孵化成幼虫。幼虫依次穿过肠壁、小血管、门静脉、心肺、气管、咽喉和食管，再回到小肠，在小肠内发育成成虫。

人在感染蛔虫后可不表现症状，仅为"蛔虫感染"，但儿童、体弱者可出现脐带周围或上腹疼痛，可反复发作，伴有食欲减退、恶心、呕吐等表现；小儿常有精神不集中、哭闹、夜间磨牙、梦惊、瘙痒、反复出现荨麻疹，面部可见白色虫斑，重者可致营养不良、智力迟钝、发育障碍、面黄消瘦等。有时可吐呕虫，或在大便中找到蛔虫，在镜检下可发现蛔虫卵，血常规检查可见嗜酸性粒细胞增多。

常给孩子用的驱除蛔虫药有哪些？

（1）阿苯达唑　为广谱驱虫药，对蛔虫、蛲虫、鞭虫、钩虫的成虫及幼虫均有较好的疗效，对蛔虫、鞭虫有杀灭虫卵的作用，可干扰虫体摄取葡萄糖，抑制虫体生长繁殖，适用于多种线虫的混合感染。以单剂量 400 毫克顿服，治愈率高达 100%。

（2）双羟萘酸噻嘧啶（抗虫灵）　对寄生虫的神经肌肉有阻滞作用，先使虫体收缩而后麻痹，停止运动，作用快而优于哌嗪。儿童一日 5～10 毫克/千克体重，睡前顿服，连续 2 天。

（3）枸橼酸哌嗪（驱蛔灵）　可麻痹虫体肌肉，使之不能附着在肠壁上，并随肠蠕动而排出体外，蛔虫在麻痹前表现不兴奋，因此使用安全。儿童常吃糖锭（六一宝塔糖），一日 100～160 毫克/千克体重，或 1～3 岁一次 1.0～1.5 克，4～6 岁 1.5～2 克，7～9 岁 2～2.5 克，9 岁以上 3 克，睡前顿服，连服 2 天，一般不必同服缓泻药。

（4）左旋咪唑　可影响虫体的代谢，使之麻痹，并制止虫体窜动，预防胆道蛔虫的发作。成人一次 150 毫克，儿童每千克体重 2～3 毫克，睡前顿服，1 周后可重复使用一次。

中药使君子可炒熟而不焦，儿童按每周岁 1 克计，总量不宜超过 10 克，睡前嚼烂吞服，连续 3 天，可重复应用。

蛲虫病患儿为什么爱在夜间哭闹？

蛲虫又称"线头虫"，是一种寄生在人小肠下段和大肠内的线状寄生虫。多见于幼儿，可在家庭、集体机构中流行。症状虽不太重，但可影响儿童的健康。

蛲虫的虫体细小如白色线头，中部粗，雌虫大而雄虫小，其传播途径是由肛门－手－口，雌虫常在夜间由肛门爬出，在肛门或会阴皮肤皱褶部。

寄生在孩子们肠道里面的蛲虫众多，可有数十、数百、上千条。由于肠道内的温度和低氧环境不适合于雌虫排卵，而肛门外的温度、湿度却十分舒服，极有利于雌虫排卵。所以，当孩子睡觉的时候，雌虫就会移动，从肠道内爬到肛门外排卵，加之雌虫从低氧的环境中爬到高氧的环境中，受到空气和低温的刺激，开始大量地排卵，一边爬动一边产卵，在几分钟内可产卵数万个。

由于雌虫常在夜间爬动和产卵，刺激了孩子肛门神经，促使肛周奇痒，引起孩子用手搔抓，或引起幼儿哭闹、烦躁不安，还可见腹泻、腹痛、恶心、精神不佳、消瘦、厌食、好咬指甲等表现。细心的家长可在病儿的肛周或大便中见到线头状虫体；或用棉签于清晨病儿尚未大便前拭抹肛门皱襞 1 周，采样镜检，可找到虫卵。

 孩子得了尿道炎，是因为蛲虫病的原因吗？

蛲虫的雌虫排卵后，大部分会干瘪死亡，也有少数蛲虫会重新由肛门回到肠道，其中也有部分雌虫走错了路。如果进入了男孩子的尿道，可导致尿道炎，引起尿频、尿急、遗尿等症状。如果爬进女孩子的尿道或阴道，偶见有尿频、尿急等尿道炎表现，或瘙痒、分泌物增多等阴道炎症状。

虫卵经手指、衣服、食物、尘埃、空气等途径进入口腔，吞入胃内，在十二指肠或小肠内发育为成虫，成虫寄生于盲肠。有时肛周孵成的幼虫又可上行进入肛门，形成反复感染。

所以，家长要每天给孩子清洗肛门，勤换内衣、内裤。蛲虫的寿命一般不超过 2 个月，如果能避免重复感染，即使不用治疗也可自愈，因此最好坚持每晚睡前用肥皂水清洗幼儿肛门，后涂敷 2% 白降汞膏，并勤洗澡、勤换内衣和床上被褥，把换下的内裤煮沸或用开水烫洗，被褥在阳光下暴晒 6 小时，以防止交叉感染。同时注意让孩子勤剪指甲，餐前或便后洗手，不吮指甲。

 孩子得了蛲虫病，适合选用哪些药？

治疗蛲虫病有 4 种药可选，其中首选甲苯咪唑（安乐士），它可抑制蛲虫体

摄取葡萄糖，并破坏虫体细胞，对成虫、幼虫和虫卵均有作用，单剂量100毫克顿服的治愈率达90%以上；一次100毫克，一日2次，连续3天，治愈率高达96%。

其次，可服枸橼酸哌嗪，儿童一日50～60毫克/千克体重，分2次给予，连续7～10天，一日总量不超过2克；以后每周服药2天，一日剂量同上，作为预防性用药，共服4周。或伊维菌素，一次0.1～0.2毫克/千克体重，顿服。

双羟萘酸噻嘧啶（抗虫灵）为广谱抗肠虫药，可以对虫体的神经和肌肉起阻滞作用。儿童每一日每千克体重5～10毫克，或1～3岁儿童一次0.2～0.3克，4～6岁0.3～0.4克，7～9岁0.5～0.7克，10～12岁0.7～0.8克，12岁以上1克，睡前顿服，一日1次，连续7天。其软膏剂于睡前可涂敷于肛周。

中药使君子也可杀灭蛲虫，炒熟后按周岁计数服用，1岁1粒，于饭前半小时一次服下（嚼碎），连续15天为1个疗程。

 ## 孩子得了食源性寄生虫病，真的是吃出来的吗？

由于喝了或吃了带有寄生虫的水或食物而感染寄生虫疾病，称为食源性寄生虫病。常见的食源性寄生虫病有：①植物食源性寄生虫病（如姜片虫病）；②淡水动物食源性寄生虫病（如肺吸虫病、肝吸虫病、广州管圆线虫病）；③肉食源性（如旋毛虫病、猪带绦虫病、牛带绦虫病、弓形虫病）；④其他食源性寄生虫病（如曼氏裂头蚴病）等。

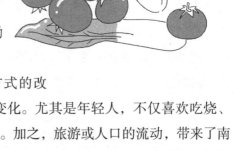

伴随人们生活水平的提高和生活方式的改变，饮食结构和饮食习惯也发生了极大变化。尤其是年轻人，不仅喜欢吃烧、烤、涮的食物，还要吃新奇、吃生猛海鲜。加之，旅游或人口的流动，带来了南北饮食文化的交融，原本的地方特色美食，如生鱼片、鱼生粥、凉拌螺肉、生牛肉伴芥末、醉蟹、麻辣小龙虾等，现在已经遍布各地。这也就为食源性寄生虫病的传播带来了可乘之机。

2006 年，北京爆发了"广州管圆线虫病"，约有 200 多人患病，引发的罪魁祸首就是一道"凉拌螺肉"。因此，家长一定要格外关注孩子入口的食品安全卫生问题。

孩子吃了生鱼虾会得肝吸虫病吗？

肝吸虫的名字是由它的形态得来的，缘于它雌雄同体，类似葵花籽仁，极薄就像一片小小的树叶，寄生于人体的肝胆管内或猫、狗等哺乳动物的胆道内。肝吸虫从虫卵到幼虫再到成虫，发育到囊蚴阶段才可以感染到人，而这个阶段正是在淡水鱼、淡水虾体内进行的。

人如果吃了被肝吸虫污染的淡水鱼虾，就可能被感染，含有囊蚴的鱼虾，经过食道、胃、十二指肠，沿循胆总管进入肝胆管，经过 1 个月左右，就发育为成虫开始产卵，在人体的胆管内至少可以生存 10 年。

小小的肝吸虫使人体遭了殃。肝吸虫在人体内有可能成千上万，轻者可能没有症状；中度感染者，就会出现腹痛、腹泻、肝区疼痛、肝脏肿大、肝功能异常等表现，虫卵还可作为胆结石形成的核心，出现胆囊炎、胆结石；而重度感染的人，胆管壁逐渐增生变厚，肝实质细胞发生萎缩、坏死，甚至出现肝硬化、腹水等。尤其是儿童，儿童期反复地感染或一次大量感染肝吸虫，可能出现营养不良、发育障碍，甚至形成侏儒症。所以说，肝吸虫病是吃出来的。因此，家长千万不要给孩子们吃生鱼虾，包括生鱼片、三文鱼片、醉虾、醉蟹，预防肝吸虫病。

医生常开的治疗孩子钩虫病的药有哪些？

驱钩虫药种类很多，包括三苯双脒、甲苯达唑、阿苯达唑、噻嘧啶，常需多次反复治疗才能根治，对严重感染和混合感染者可采用联合疗法。

1 治疗钩虫病应用三苯双脒作为首选药，一次 300 毫克，顿服。

2 甲苯咪唑是治疗蛔虫病、蛲虫病、钩虫病和鞭虫病的首选药。用于治疗鞭虫病、钩虫病，一次 100 毫克，一日 2 次，连续 3 日。第 1 疗程未完全治愈者，3~4 周后可服用第 2 疗程。

③ 阿苯达唑也是一种高效、广谱、低毒的抗虫药，对蛔虫、蛲虫、钩虫、鞭虫、绦虫和粪类圆线虫感染均有作用，可作为治疗蛲虫病的首选药。如果用于治疗钩虫病、鞭虫病，一次 200 毫克，一日 2 次，连续 3 日。

④ 噻嘧啶对蛔虫、蛲虫和钩虫感染均有较好的疗效，用于驱除蛔虫和钩虫，儿童一日 10 毫克 / 千克体重，睡前顿服，或 1~3 岁一次 0.2~0.3 克，4~6 岁一次 0.3~0.4 克，7~9 岁一次 0.5~0.7 克，10~12 岁一次 0.7~0.8 克，12 岁以上一次 1 克，睡前顿服，连续 4 天。

对于贫血儿童，宜补充铁剂（硫酸亚铁、富马酸亚铁、琥珀酸亚铁、葡萄糖酸亚铁），常用硫酸亚铁，1 岁以下婴儿，一次 60 毫克，一日 3 次；1~5 岁儿童一次 120 毫克，一日 3 次；6~12 岁儿童一次 300 毫克，一日 2 次。也可服用硫酸亚铁糖浆剂（1 毫升含铁 8 毫克），儿童一日 0.6~1.2 毫升 / 千克体重，分 3 次服用。

哪些药可以为孩子驱鞭虫？

治疗鞭虫病首选阿苯达唑（胶囊剂、片剂），一次 200 毫克，一日 2 次，连服 3 天，虫卵阴转率高达 59%，重度感染的疗程为 5~7 天，未见明显副作用，偶有头昏、恶心、腹痛、吐虫或肝脏转氨酶一过性升高等轻微反应，可自行缓解。

或选用甲苯达唑，一次 100 毫克，一日 2 次，连服 3 天，治愈率为 60%~80%，未治愈者虫卵显著减少，重度感染可治疗 6 天或重复 1 个疗程，患者耐受良好，仅有轻微胃肠反应。

次选噻嘧啶口服，一次 10 毫克 / 千克体重，连续 3 天，重症者连服 5 天，治愈率达 100%。副作用轻而短暂，可自行缓解。还可选用复方噻嘧啶片，含有噻嘧啶和奥克太尔，噻嘧啶按 24 毫克 / 千克体重顿服，连续 2 天，可使鞭虫虫卵阴转率达到 93.8%。

为什么不提倡2岁以下的婴幼儿服用驱虫药？

对于 2 岁以下的儿童，我们不提倡应用驱虫药，包括哌嗪、阿苯达唑、甲苯达唑、噻嘧啶、左旋咪唑、吡喹酮、伊维菌素等。主要原因有二：

第一，2 以下的婴幼儿接触虫卵的机会要少于大龄儿童，他们接触的东西一般局限于家庭中的物品和玩具。这些东西比较清洁，虫卵相对较少或几乎没有。另外，食用蔬菜和水果的种类与数量也少得多，进入体内的虫卵也相对较少。而且虫卵在体内长大成虫需要一定的时间，也就是说，待从口入的虫卵长到成虫，孩子也超过了 2 岁了。

第二，多数驱虫药需经肝脏分解代谢，对于 2 岁以下儿童来说，肝脏尚未发育完全，驱虫药中所含的物质会对孩子造成肝功能损害，导致肝脏转氨酶升高。此外，驱虫药可对孩子的骨髓功能产生抑制，使红细胞、血小板计数减少。孩子们中有一部分葡萄糖 -6- 磷酸脱氢酶缺乏的，还有可能发生溶血性贫血。

贫血

 孩子面色发白、食欲减退，是有缺铁性贫血吗？

下列症状可以帮助您判断孩子是否得了贫血：

1 皮肤、黏膜或甲床苍白吗？（贫血面色可苍白如纸，口腔黏膜、手掌、甲床苍白、指甲扁平，甚至反甲脆裂。）

2 皮肤干燥或萎缩吗？（有，皮肤会干燥，毛发有时干燥或脱落。）

3 消化道有症状吗？（可有食欲减退、消化不良、恶心、呕吐、腹胀、腹泻等表现。）

4 有心前区收缩期杂音吗？（检查可发现心脏扩大，严重者可有萎缩性舌炎、吞咽困难、咽部异物感、口角炎等。）

5 精神有异常否？（贫血轻者出现烦躁不安，对周围环境不感兴趣，注意力不集中、理解力降低、精神不振、反应迟钝；婴幼儿可出现呼吸暂停现象；学龄期儿童在课堂上表现行为异常，如乱闹、注意力涣散、不停地做小动作等。）

6 如检查血红蛋白，男性低于 120 克 / 升，女性低于 110 克 / 升，妊娠期妇女低于 100 克 / 升，儿童一般低于 70 克 / 升即为贫血，应该引起家长充分重视。

为什么婴幼儿最易贫血？

婴幼儿最易贫血，主要是由生理、年龄造成的。

（1）**铁含量** 新生儿的体内铁含量主要取决于血容量和血红蛋白的浓度。影响因素有：①血容量与体重成正比，小儿体内的铁含量与其体重成正比。所以出生时体重越低，体内铁的总量越少，发生贫血的可能性越大，早产儿及低体重婴儿都可能存在此类因素；②胎儿与母体，或于双胎中的另一胎儿进行输血；③分娩中胎盘血管破裂和脐带结扎是否延迟。但是，母亲在怀孕期是否有缺铁性贫血与婴儿贫血并无肯定的关系。

（2）**饮食中缺铁** 人乳的含铁量、铁的吸收率较高，生后 6 个月内的婴儿若有足量的母乳喂养，可以维持血红蛋白和储存铁在正常范围内。在不能用母乳喂养时，应喂强化铁的配方奶，并及时添加辅食。

（3）**生长速度** 婴幼儿生长迅速，血容量增加极快，一般婴儿会动用体内储存的铁来维持，无须食物中补充。但在体重增长 1 倍前，出现明显缺铁性贫血，一般不是由于饮食中缺铁所致。早产儿需要量远超过正常婴儿，需在食物中额外补充。

（4）**长期失血** 急性失血不超过全血总量的 1/3，可不额外补铁，不致发生贫血。但长期慢性失血时，铁的消耗量超过正常的 1 倍以上，即可造成贫血。1 岁以内婴儿，储存的铁皆用于补充生长所致的血容量扩充，小量的慢性失血可以导致贫血。另外，小儿每日饮用超过 1 升未经煮沸的鲜牛乳，可出现慢性肠

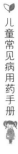

道失血，因此小儿每日饮用的鲜牛乳最好不超过 750 毫升，或应用蒸发奶。此外，胃肠道畸形、息肉、胃溃疡病、钩虫病、肺含铁血黄素沉着症、少女月经量过多等也可致缺铁性贫血。

（5）疾病　急性和慢性感染时，患儿食欲减退、胃肠道吸收不好、长期呕吐和腹泻、肠炎、脂肪痢疾等，均能影响营养的吸收。

家长可以为孩子补充口服的铁剂有哪些？

缺铁性贫血的治疗需补充铁剂，从外源补铁，及早预防。常见的含铁药品见表 1-4。

表 1-4　含铁的药品和制剂

药品名称	含铁量	预防剂量	品牌和剂型
硫酸亚铁	20%	12 岁以上儿童一次 300 毫克，一日 1 次，12 岁以下儿童一日 5 毫克/千克体重；其中缓释片 6 岁以上儿童一次 450 毫克，6 岁以下一日 250 毫克	硫酸亚铁糖浆、缓释片硫酸亚铁片、施乐菲控释片、铁维隆片
葡萄糖酸亚铁	12%	儿童一次 300 毫克，一日 1 次	葡糖亚铁胶囊
富马酸亚铁	32.9%	12 岁以上儿童一次 200 毫克，一日 1 次	富马铁片、胶囊剂
右旋糖酐铁	27%～30%	成人一次 25 毫克，一日 3 次	葡聚亚铁片
琥珀酸亚铁	35.5%	12 岁以上儿童一日 100～200 毫克，一日 1 次	速力菲片
蛋白琥珀酸亚铁	5%	儿童一日 150～200 毫克	菲尔普利克斯口服液
多糖铁复合物	46%	儿童一日 100～150 毫克	胶囊剂

家长应如何正确地为孩子补铁？

1 补铁时首选易服的铁剂（糖浆、口服液），对口服反应大，出现厌食、胃出血，或有胃肠疾病、吸收不良，或急需迅速纠正贫血症状时，可考虑注射右旋糖酐铁。

2 尽量选用 2 价铁（亚铁），2 价铁的溶解度大而易被吸收，3 价铁剂在体内的吸收仅相当于 2 价铁的 1/3，且刺激性较大，只有转化为 2 价铁剂后才能被吸收。对胃酸缺乏者，宜与 10% 稀盐酸并用，有利于铁剂的解离和吸收。维生素 C 作为还原剂可促进铁转变为 2 价铁剂，从而促进铁的吸收。

3 初始应用小剂量，数日后再增加剂量。根据中国营养学会推荐剂量，一日补铁的最小剂量为 10 毫克，最大为 30 毫克。若按服铁的吸收率为 30% 计算，一日口服 180 毫克的铁较好。

4 在注射铁剂期间不宜再口服铁剂，以免发生过量中毒。

5 牛奶、蛋类、植物酸、钙剂等可抑制铁剂的吸收；茶、咖啡、柿子中的鞣质与铁形成不被吸收的盐，使铁在体内的储存降低而致贫血；但肉类、果糖、氨基酸、脂肪可促进铁的吸收。

6 往往习惯性主张铁在餐后服用，餐后服铁固然可减少不良反应，但食物中有植物酸、磷酸或草酸盐，会使铁的吸收减少。因此，应在餐前或两餐间服用，最佳时间是空腹。

7 能够证明口服铁治疗有效的最早指标是在服后 3 ~ 7 天网织红细胞开始上升，第 7 ~ 10 天达到高峰，2 周后血红蛋白水平上升，一般约 2 个月恢复至正常值。

8 血红蛋白恢复正常值后，仍需要视临床情况补充铁的储存量，一般继续口服 1 ~ 6 个月，可在检测血清铁蛋白上升至 30 ~ 50 微克 / 升后停药。

哪些中成药有助于给孩子补铁？

中医学把贫血列入"虚证"范畴，分为脾气虚弱型、气血两亏型、虫积肠腑型。

（1）**脾气虚弱型** 症见面色萎黄、神疲乏力、气短懒言、食欲减退、大便溏薄、舌淡胖嫩，治疗宜健脾益气，选用丹参生血汤（丹参 15 克、鸡内金 10 克、土大黄 30 克，水煎后服，一日 1 剂，连续 15 日），或服用人参养荣丸、人参归脾丸或十全大补丸。

（2）**气血两亏型** 可见面色苍白、心慌气短、神疲倦怠、下肢浮肿、爪甲淡白，治疗时可补气养血，中成药适用于缺铁性贫血的女性，有阿胶补血口服液、阿胶块（冲剂、颗粒剂）、阿胶三宝膏、阿胶益寿晶。

（3）**虫积肠腑型** 面色不华、气短乏力、时有腹痛绕脐，或排大便有虫子，宜先驱虫，而后健脾，服用人参归脾丸、人参健脾丸或十全大补丸。

除补铁外，合理的膳食结构也同样重要，可以让孩子适当多食含铁丰富的食物，如猪肝、黄豆、大枣、芝麻酱、黑木耳等。提倡使用铁锅烧菜或煮粥，这有助于铁元素的补充。中医学认为，治疗贫血既要增加营养及补血，又要重视补气，因为气能生血。

铁剂吃多了对孩子有影响吗？

服用铁剂治疗贫血后 7 ~ 10 日左右，外周血液网织红细胞就会增高，2 周后血红蛋白逐渐升高，2 个月后血常规检查基本正常。因此要及时检查，由病情决定继续服用或停药。

铁在肠道内的吸收有一种黏膜自限现象，这既是说铁多了自己可以限制吸收，也说明铁的吸收与体内的储量有关。正常人铁的吸收率为 10%，贫血者多一些，为 30%。但误服铁或一次摄入剂量过大或使用铁器来煎煮酸性的食物，会腐蚀胃黏膜，使血液循环中游离铁过量，出现细胞缺氧、酸中毒、休克和心功能不全，应及时清洗胃肠并对症治疗。

正常人补铁也会出现不良反应，有时会出现恶心、呕吐、腹痛、腹泻、便秘、口腔异味、发热、嗜睡、黄疸等表现，这些可能是服用过多的症状，有一定的危险性，应及时去医院就医。若与餐同时服用或餐后服用可减轻症状。另外，补铁后大便的颜色可能变黑，口服水剂或糖浆剂后易使牙齿变黑，因此宜应用吸管吸服铁剂。

儿童恶性贫血与缺乏维生素有关吗?

根据外周血的血红蛋白量和红细胞计数，将贫血分为轻、中、重、极重度四级。根据红细胞平均容积、红细胞平均血红蛋白量和红细胞平均血红蛋白浓度将贫血分为大细胞贫血、正细胞贫血、小细胞贫血和小细胞低色素贫血四类。根据疾病发生的原因，又可将贫血分为失血性、溶血性和生成不足性三类。

营养性巨幼细胞性贫血是缺乏维生素 B_{12} 和叶酸所致的一种大细胞性贫血。临床特点为贫血、神经精神症状、骨髓中出现巨幼红细胞，用维生素 B_{12} 和叶酸治疗有效。

维生素 B_{12} 和叶酸都是细胞 DNA 合成所必需的物质，是重要的造血原料，缺乏这两种物质可引起贫血。维生素 B_{12} 主要存在于动物性食物中，因此这种贫血常见于由素食乳母喂养或有胃肠道吸收障碍的幼儿。叶酸广泛存在于各种蔬菜、水果中，羊奶中缺乏叶酸，故叶酸缺乏常见于仅以羊奶喂养或严重营养不良、肠道吸收障碍的儿童。恶性贫血应当叫作巨幼细胞性贫血，多见于 6 个多月至 2 岁的婴幼儿。常为母乳喂养而未添加辅食（尤其乳母长期素食或维生素吸收障碍）者、长期仅进食植物性食物或单纯羊奶喂养者，或是既往患慢性腹泻，或长期服用甲氨蝶呤、苯巴比妥等药品的儿童。

贫血患儿的皮肤呈蜡黄色，呈虚胖或颜面略浮肿，头发细黄、稀疏，并可出现精神神经症状，与贫血程度不完全平行。维生素 B_{12} 缺乏者出现神经系统症状和体征，如反应迟钝、少哭不笑、智力及运动系统发育落后甚至退步，严重时可出现神经器质性病变，如肢体不规则震颤、踝阵挛。叶酸缺乏不发生神经系统症状，但可出现神经精神异常，如烦躁、易怒，患儿常食欲减退、恶心、腹泻、腹胀、舌炎，可伴肝脾肿大。如检测血清维生素 B_{12} 及叶酸水平测定，维生素 B_{12} < 0.1 微克 / 升，叶酸 < 3 微克 / 升。喂养史、临床表现、巨幼细胞贫血的外周血特点、骨髓巨幼样变和维生素 B_{12}、叶酸水平的测定，都可作判断贫血的依据。

孩子的哪些不适可能和缺乏叶酸有关?

叶酸为人体细胞生长和繁殖所必需的成分，与维生素 B_{12} 一起共同促进红细胞的生成和成熟。叶酸缺乏时，红细胞内脱氧核糖核酸（DNA）合成减少，细胞的分裂成熟发生障碍，形成畸形的巨幼红细胞，引起巨幼红细胞性贫血（恶性贫血）。除了查血可发现巨幼红细胞增多、红细胞数量减少之外，还伴有神经症状，如有舌炎、胃炎等并发症。

叶酸缺乏者多见于饮食结构不平衡者，或叶酸利用和合成障碍者，或老年人、嗜烟酒者、妊娠和哺乳妇女、白血病者等对叶酸的需求增加的人群。长期大剂量应用磺胺药、苯妥英钠、柳氮磺吡啶、抗肿瘤药、镇痛药、抗惊厥药、糖皮质激素等药，可使体内叶酸合成的途径被阻断，导致叶酸的缺乏。

叶酸在体内储量仅有 5~10 毫克，人每日对叶酸的需求甚微，一日仅 100~200 毫克，即使是妊娠及哺乳期妇女，需求量也就翻上 1~2 倍。但在妊娠、感染、溶血等特殊情况下，体内消耗较大，约在 4 个月内可将体内的叶酸积蓄耗尽。依据美国科学院推荐膳食中的摄入量，1 岁以下婴儿每日最小补充量为 0.1 毫克，1~4 岁儿童 0.2 毫克，4 岁以上儿童和成人 0.4 毫克，妊娠及哺乳期妇女 0.8 毫克。

 孩子服用叶酸的同时需要补充维生素 B_{12} 吗？

服叶酸后可很快纠正巨幼红细胞性贫血的异常现象，改善贫血，但不能阻止因维生素 B_{12} 缺乏所致的神经损害，如脊髓变性。如果仍大剂量服用叶酸，由于造血旺盛而消耗维生素 B_{12}，可进一步降低血清中维生素 B_{12} 含量，反而更加损害神经。这提示我们服用叶酸的同时服维生素 B_{12}，以改善神经症状。

[1] 在肾功能正常的患者中，很少发生中毒反应；偶可见过敏反应，个别人长期大量服叶酸可出现厌食、恶心、腹胀等症状。或大量服用叶酸时，出现黄色尿液。

[2] 急性或慢性酒精中毒时，每天从食物中吸收叶酸的量受到限制，但这很容易纠正，只要恢复正常饮食，就足以克服酒精的影响。

[3] 维生素 C 与叶酸同服，可抑制叶酸在胃肠中的吸收。叶酸与苯妥英钠同服，可降低后者的抗癫痫作用。此外，由于营养不良所致的巨幼红细胞性贫血，可同时伴随缺铁，尤其在应用叶酸治疗使造血功能恢复后更容易出现缺铁。因

此，在疗程接近后期宜同时补铁。

4 同时应用可抑制二氢叶酸还原酶的药（如甲氨蝶呤、乙胺嘧啶、甲氧苄啶）和干扰叶酸吸收的药（如某些抗惊厥药、避孕药）都能降低叶酸的血浆浓度；甲氨蝶啶、乙胺嘧啶等对二氢叶酸还原酶有较强的亲和力，能阻止叶酸转化为四氢叶酸，终止叶酸的治疗作用，严重时能引起巨幼红细胞性贫血。

服用叶酸、维生素 B_{12} 治疗恶性贫血后需要补钾吗？

在服用叶酸、维生素 B_{12} 治疗巨幼红细胞性贫血后，特别是严重病例在血红蛋白恢复正常时，可出现血清钾降低或突然降低。血清钾降低可引发许多问题，如神经紊乱、腹泻、麻痹、失钾性肾病、心律失常等，所以在此期间应注意补充钾盐、口服氯化钾、枸橼酸钾、门冬酸钾镁、谷氨酸钾，或多饮用橙汁。其中氯化钾应用广泛、价格便宜、口服吸收好，一次 0.5~1 克，一日 3~4 次，餐后服用或稀释于果汁中服用，但存在高氯血症者或有代谢性酸中毒时，不宜应用氯化钾，可改用枸橼酸钾。门冬酸钾镁纠正细胞内缺钾较其他钾盐更快，且同时补镁，一举两得。

白细胞减少症

哪些症状提示家长，孩子可能得了白细胞减少症？

继发性白细胞减少症的表现决定于原发疾病，除发生继发性感染外，白细胞计数减少本身并不引起特殊症状。原因不明性白细胞减少症，可有易疲乏、无力、头晕、食欲减退、低热、睡眠不佳等神经官能症表现。

粒细胞缺乏症起病急骤，伴有高热、头痛、咽痛、乏力、衰竭，在口腔、咽峡、直肠等处可发生溃疡，甚至坏死。感染可迅速扩散至全身各部，并容易发生败血症或脓毒血症。病势凶猛，如不及时治疗，预后险恶。

白细胞减少症者如果接受血液检查，可见红细胞及血小板计数正常，出血、

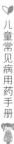

凝血时间正常；白细胞计数常在（2~4）×10^9/L之间，中性粒细胞正常或轻度降低，但一般不少于0.45×10^9/L，淋巴细胞相对较多；骨髓象正常或轻度增生，后期有轻度再生不良现象。

粒细胞减少症的血液检查白细胞常在1.8×10^9/L以下，中性粒细胞极度减少，多在（0.1~0.5）×10^9/L以下，中性粒细胞的原浆可有中毒颗粒，淋巴细胞相对增高；骨髓象可正常或稍增生，中性粒细胞系统缺乏比较成熟的粒细胞，称为"成熟障碍型"，或造血组织减少，粒细胞缺乏，称为"再生障碍型"。

可以口服升高白细胞的药有哪些？

由于白细胞减少症的发病机制不同，治疗时应针对不同发病机制而分别用药，对造血功能低下者，一般采取兴奋骨髓造血功能、促进白细胞或血小板增生的药品。目前，可以口服的药品有5种：

（1）利血生 促使白细胞增生，儿童一次5~10毫克，一日3次。

（2）维生素B$_4$ 刺激或促进白细胞增生，一般用药2~4周白细胞数目可增加。用于由放射或药物治疗引起的白细胞减少症、急性型粒细胞减少症。12岁以上儿童一次10~20毫克，12岁以下儿童一次5~10毫克，一日3次。

（3）鲨肝醇 能使白细胞增加，对抗辐射，12岁以上儿童一日20~150毫克，分3次服用，12岁以下儿童一次1~2毫克/千克体重，一日3次，连续4~6周。

（4）地菲林葡萄糖苷（升白新） 具有升高白细胞和预防白细胞减少的作用，促进骨髓细胞增生，作用较维生素B$_4$或鲨肝醇强，且波动小，对其他药物无效时，本品仍有效。口服一次100毫克（胶囊）或25毫克（微粒胶囊），一日3次。

（5）小檗碱（升白胺） 能促进造血功能，增加末梢血白细胞和血小板的数量。适用于防治由放疗、药物引起的白细胞减少症。儿童一次28毫克，一日3次。

对由于免疫抗体形成而破坏中性粒细胞者，应采用糖皮质激素以抑制抗体生成，减少白细胞的破坏。在大剂量使用抗生素有效控制感染的情况下，可用氢化可的松 100~100 毫克加入 5% 葡萄糖注射液中静脉滴注，或口服泼尼松一日 15~30 毫克，分 3~4 次给予。

怎样加强对白细胞减少症患儿的防护？

白细胞是人体的防御细胞，可以吞噬异物而产生抗体，在人体损伤治愈和抗御病原体入侵和对疾病的免疫方面起着非常重要的作用。白细胞计数的减少，意味着儿童抵抗力的降低，极易诱发各种感染（细菌、真菌、病毒、病原体）。

对轻度减少者无须特殊的预防措施，而中度减少者则感染率增加，应减少出入公共场所的次数，并注意保持皮肤和口腔卫生，去除慢性感染病灶。粒细胞缺乏者应考虑采取无菌隔离措施，防止交叉感染。感染者应行血液、尿液、痰液及感染病灶分泌物的细菌培养和药敏试验，以明确感染类型和部位。在致病菌尚未查明前，及早应用广谱抗生素治疗，覆盖革兰阴性菌、阳性菌，待病原和药敏试验结果出来后再行调整。若经过 2~5 天无效，可加用抗真菌药，病毒感染可加用抗病毒药。

在服用有可能引起白细胞减少或粒细胞缺乏的药品时，需定期检测血象。当白细胞有下降趋势，应减少剂量或停用，并密切观察一个时期。对已发病患者，应尽可能肯定其致病因素以保证患者今后不再应用和接触类似有害因素。由于粒细胞减少与患者免疫功能密切相关，因而要注意致病因素对身体的袭击，注重在饮食、精神上调理以加强抗病能力。

对于后天获得性粒细胞减少症，重点在于加强防护，如接触放射性物质或苯等化学品者，应加强劳动保护，定期检查血象。慎用各种可能引起白细胞或中性粒细胞减少的药品，尤其是氯霉素、氨基比林、抗甲状腺药及抗癌药等。对过敏体质者用药更应慎重；以往有药物过敏者，严禁重新使用同类药。接触放射线者可预先服用补骨脂、黄芪、女贞子、淫羊藿、大枣、瘦肉、牛肉等食药，进行有效的预防。

营养素缺乏

 哪些孩子需要补充维生素？

有些家长可能会有疑问：孩子真的需要补充维生素吗？维生素是否会给孩子带来不良影响？没有维生素，孩子就一定得不到足够的营养吗？

但是如果孩子有以下情况，那么家长应该考虑为孩子补充维生素。

①　饮食不规律、进食时间不固定的儿童。当大人们进餐时，你不能逼着孩子跟你们一起吃饭，只能到你有空喂他，或者到他本身愿意的时候，才能吃饭。而人体所必需的维生素大部分都是源于饮食，如果进食不规律，日常饮食提供不了身体所需的足够维生素，孩子身体的健康势必受到影响。

②　经常感冒或生病的儿童。如孩子抵抗力明显比其他孩子要弱，导致的原因很可能是身体缺乏某种维生素。如果身体的正常新陈代谢受到影响，抵抗细菌入侵的蛋白质供应不足，细菌、病毒就更易入侵孩子的身体。

③　有偏食习惯的儿童。部分孩子不喜欢吃蔬菜、水果，这会导致身体需要的维生素供应不足。

④　喜欢吃油炸膨化食物的儿童。薯片、爆米花、炸鸡翅、方便面等食物中的维生素（维生素 B、维生素 C）极易受到破坏，烹调过度、反复加热、存放日久等都会使食物中的维生素大量流失，使儿童无法摄取足够的维生素。

⑤　接受日晒不足的儿童。钙是构成骨骼和牙齿的基本元素，维生素 D 能帮助钙的吸收，因为它具有调节体内钙磷代谢的作用，可以预防佝偻病、软骨病的发生。皮肤能在阳光紫外线的作用下合成维生素 D。因此，接受阳光不足的孩子需适当补充维生素 D。但身体健康、饮食正常、营养均衡的孩子则无须天天补充维生素。

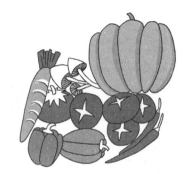

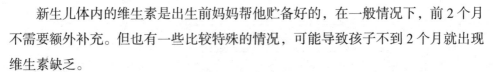

新生儿体内的维生素是出生前妈妈帮他贮备好的，在一般情况下，前 2 个月不需要额外补充。但也有一些比较特殊的情况，可能导致孩子不到 2 个月就出现维生素缺乏。

1 母亲在哺乳期不注意补充复合维生素，给婴儿的贮备不足。

2 孩子早产，应该贮存的维生素和矿物质（铁、锌、钙）还来不及贮备充足。

3 孩子出生后乳母偏食，母乳中某些维生素供给不足，而原有贮备很快消耗殆尽，不及时补充维生素必然会使新生儿维生素缺乏。所以，在补不补维生素和补多少的问题上也应遵循个体化原则，具体问题具体分析。新生儿极少外出晒太阳，而能在体内合成维生素 D 的先决条件是皮肤要接受阳光中紫外线的照射，只有这样才能帮助钙的吸收，预防佝偻病的发生。这就是孩子出生 2 周后（15 天），一日补充维生素 D 400 国际单位的原因。

孩子每天需要补充哪些维生素？

根据中国营养学会 2013 年《中国居民膳食营养素参考摄入量速查手册》推荐维生素一日剂量和联合国粮食组织的维生素推荐剂量，《中国国家处方集·儿童版（2013 年）》整理儿童的每日维生素的需要量可供参考（表 1-5）。

表 1-5　维生素的一日推荐摄入量

| | 水溶性维生素 | | | | | | | 脂溶性维生素 | | | |
	维生素 C/mg	维生素 B₁（硫胺素）/mg	维生素 B₂（核黄素）/mg	烟酸①/mg NE	维生素 B₆/mg	维生素 B₁₂/μg	叶酸②/μg DFE	维生素 A③/μg RE	维生素 D/μg	维生素 E/mg α-TE	维生素 K/μg
婴儿											
0~6个月	25	0.2	0.3	2	0.1	0.4	80	375	5	2.7	5
7~12个月	30	0.3	0.4	4	0.3	0.7	80	400	5	2.7	10
儿童											
1~3岁	30	0.5	0.5	6	0.5	0.9	150	400	5	5.0	15
4~6岁	30	0.6	0.6	8	0.6	1.2	200	450	5	5.0	20
7~9岁	35	0.9	0.9	12	1.0	1.8	300	500	5	7.0	25
青少年（10~18岁）											
女性	40	1.1	1.0	16	1.2	2.4	400	600	5	7.5	35~55
男性	40	1.2	1.3	16	1.3	2.4	400	600	5	10.0	35~55

注：① NE＝烟酸等价物；② DFE＝膳食叶酸等价物，μg DEF＝[食物叶酸 μg＋（1.7×合成叶酸 μg）]；③ 维生素 A 量为 "推荐安全摄入量"，1μg 视黄醇＝1RE，1μg β－胡萝卜素＝0.167μg RE，1μg 其他前维生素 A 胡萝卜素＝0.084μg RE，α-TE 为 α 生育酚。

维生素是"补药"吗?

维生素与其他的药品一样,同样要遵循"量变到质变"和具有"双重性"的规律。剂量过大,在体内不宜吸收,甚至有害,出现典型不良反应或事件。如果患有慢性疾病,如肺炎、心肌炎、腹泻,适量地补充维生素 C 和维生素 B,将会提高儿童的免疫功能,预防维生素缺乏。

但是不宜将维生素作为"补药",以防过量中毒,对儿童应用的维生素 D、维生素 A 和鱼肝油的剂量要严格掌握,以防止出现不良反应。

人体每日对维生素的需要量甚微,但如果缺乏,则可引起"维生素缺乏症"。均衡的膳食是维生素和矿物质的最好来源,已有充分平衡膳食的健康儿童,另行补充维生素并无益处。

孩子得了佝偻病,该怎么补充维生素 D?

得了佝偻病需补充维生素 D,口服一日 2500~5000U,大约 1~2 个月症状消失后改为预防剂量,一日 200~400U,对不能口服的患儿或重症患儿,可采用肌内注射。常用的维生素 D 制剂有 5 种:

(1)维生素 AD 滴剂(鱼肝油) 每 1 克含维生素 A 9000U,维生素 D 3000U。1 岁以下儿童一次 5 滴,1 岁以上一次 7~8 滴,一日 1~3 次。或维生素 AD 软囊滴剂(贝特令),每粒含维生素 A 1500U、维生素 D 500U,开口后将内容物滴服或滴入牛奶、米糊和米粥中,一日 1 粒。

(2)维生素 D 胶丸 每粒含维生素 D 1000U(0.025 毫克),一日 1 粒。

(3)英康利乳剂 每支 15 毫升含维生素 D_2 15 毫克。预防用一次 15 毫克,间隔 3 个月再服一次,1 年总量不得超过 30 毫克;治疗用一次 15 毫克,间隔 1 个月再服一次,1 年总量不得超过 60 毫克(4 支)。

(4)维生素 AD 胶丸 每粒含维生素 A 3000U,维生素 D 300U,一次 1 丸,一日 3 次。

(5)维生素 D_2 或维生素 D_3 注射剂 轻症者一次 15 万~30 万 U 肌内注射,中、重症者一次 20 万~30 万 U 肌内注射,1 个月后重复 1 次,两次总量不宜超过 90 万 U。

（6）维生素 D₃ 胶囊剂　每粒 400U，口服用于预防或补充维生素 D 缺乏，一次 400～800U，一日 1 次，3 个月后一日 400U。

多种维生素和微量元素复方制剂，如小施尔康片或小儿善存片，每片含维生素 A 5000IU、维生素 D 400IU 等，也可选用，每日 1 片即可。

治疗孩子佝偻病，能用维生素 D 注射剂吗？

治疗孩子佝偻病能用维生素 D 注射剂。但是采用大剂量维生素 D 注射治疗佝偻病时，宜同时补钙。可选 10% 氯化钙溶液，一次 5～10 毫升，一日 3 次，连续 2 天，在注射前 3～4 天服用。若口服维生素 D，也可补充口服钙剂，如碳酸钙、葡萄糖酸钙、乳酸钙、氨基酸螯合钙（乐力）、儿童钙尔奇 D 片、迪巧咀嚼片剂等，一日 400～800 毫克。

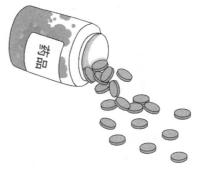

同时，及时添加富含维生素 D 的食品（猪肝、蛋黄、牛奶等），多到户外活动增加日光直接照射的机会。佝偻病初期阶段勿使患儿久坐、久站，以防骨骼畸形。阳光照射可以帮助维生素 D 在肝脏羟化，变成活性维生素 D（25- 羟 - 维生素 D）。

给孩子补充维生素 D 时家长应该注意哪些问题？

维生素 D 虽为人体所需，但成人每日需要量甚少，通过皮肤接受日光照射和膳食摄入即可，因此无须另补。对于婴幼儿或儿童、妊娠及哺乳期妇女，由于生长快、需求量大，仅需补充维生素 D 的适宜剂量，不要认为维生素是"补药"，维生素 D 和其他的药一样，剂量过大，在体内不吸收，甚至中毒或出现有害反应。

补充维生素 D 以自然进补为首选，要多吃富含维生素 D 的食品，如维生素 D_2 一般存在于植物油、酵母中；维生素 D_3 在蛋黄、猪肝、羊肝、虾皮、大豆、干酪、酸奶、果仁、鱼子酱中含量丰富，是儿童摄取的优质来源。

阳光可参与人体制造维生素 D，在北方日照不足的地区，宜鼓励儿童多到户外活动，尝试着每天到室外坐几分钟，婴儿要每日晒太阳，在阳光下家长不要用衣物完全包裹住婴儿的身体。此外，运动有助于保持骨骼强壮，也益于钙剂和维生素 D 的吸收，因此要让孩子养成锻炼身体的好习惯。

补充维生素 D 是多多益善吗？

过多服用维生素 D 是有害的。滥用维生素是违反儿童用药特点的一个典型表现，有些家长滥用维生素，为孩子盲目进补各种"补药"，其实是在"拔苗助长"。小儿在生长发育中需要多种维生素来促进器官和组织的发育，但每日需要量也有一定的限度。如维生素 D，婴儿期一日需要 400～600IU，儿童一日需要 500～1000IU（0.0125～0.025 毫克）。但上市销售的浓鱼肝油剂每 1 毫升含维生素 A 50000IU 和维生素 D 5000IU，使用剂量不易掌握，如果过量使用鱼肝油就会导致维生素 D 中毒。有报道称小儿一日服用浓鱼肝油 1～2 毫升，连续 6 个月，可出现四肢疼痛、肢体深部发硬、皮肤瘙痒、食欲减退，以及心、肝、肾出现异常钙化。如果一次服用量过大还可引起急性颅内压升高症，出现头痛、恶心、呕吐、腹泻、多汗、烦躁等表现。对佝偻病患儿，应用维生素 D 治疗，要避免使用过量。事实上大剂量疗法，即连续注射 30 万～60 万 IU 维生素 D，往往对佝偻病患儿并无好处，甚至有可能造成维生素 D 中毒，可引起高钙血症，除了头痛、厌食、嗜睡等症状外，有时还造成肾的永久性损害。

孩子白天烦躁、晚上不睡是因为缺钙吗？

非母乳喂养的孩子、营养不良的孩子、缺乏钙源和维生素或阳光照射不足的孩子可能缺钙。孩子缺钙一般有下列症状：

1 去医院做血钙含量测定，血钙水平低于正常值。

② 孩子不易入睡，不易进入沉睡状态；入睡后多汗、啼哭、易惊醒。

③ 白天常出现烦躁，坐立不安。

④ 囟门封闭不实，出牙迟缓或牙齿排列参差不齐。

⑤ 学步迟缓。

⑥ 有阵发性腹痛，但又查不出寄生虫，无消化不良、肠炎等表现。

⑦ 偏食或厌食。

⑧ 指关节明显较大，指节瘦小无力。

⑨ 经常抽搐。

⑩ 指甲灰白或有白痕。

儿童体内有甲状腺 C 细胞分泌降钙素，可以帮助把血钙沉降于骨骼中。因此，不需额外补充降钙素。但需要阳光或活动，冬天里最好把身体（头部、手脚）适当地暴露于阳光下（5～10 分钟），同时补充维生素 D、磷和蛋白质。此外，熬些燕麦、糙米、小麦胚芽、小米、玉米、大麦、小麦、荞麦和黑麦粥，使孩子均衡地吸收到足够的锌、镁、铜、锰、硒、纤维素和蛋白质，助力小宝宝健康成长。

孩子缺钙就会产生低钙血症吗？

低钙血症是指血钙浓度低于正常值的现象，属于钙代谢紊乱。当人体血清白蛋白水平正常时，血钙 ≤ 2.2mmol/L（8.8 毫克 / 升）时，称为低钙血症。引起低钙血症的首要病因是甲状旁腺功能不全。其他原因还包括：①假性甲状旁腺功能减退（假甲旁减）；②慢性肾衰竭；③急性胰腺炎或急性出血坏死性胰腺炎，脂肪坏死可使大量钙沉淀形成皂钙；④慢性腹泻和小肠吸收不良综合征等；⑤恶性肿瘤伴发的低钙血症；⑥横纹肌溶解症；⑦维生素 D 代谢障碍，包括维生素 D 缺乏、维生素 D 羟化障碍、维生素 D 分解代谢加速；⑧钙剂缺乏，尤其是老年人缺钙是发生低钙血症最常见的原因；⑨应用治疗高钙血症及骨吸收过多的药品，如双膦酸盐、降钙素；或应用促进钙排泄的药品，如抗肿瘤药、泻药、利尿剂等，也可引起低钙血症。

儿童低钙血症多发生于新生儿时期，是导致新生儿抽搐的重要原因，常见的有：

1 发生于出生后 72 小时内的早发新生儿低钙血症，多见于早产、产程延长、难产婴儿。

2 发生在出生后 5 ~ 10 天的迟发性新生儿低钙血症，常由于磷摄入过多所致。

3 低钙血症的母亲，所产的胎儿也易发生低钙血症。

4 其他疾病包括甲状腺功能低下、低镁血症、维生素 D 缺乏、钙补充不足等。

7 岁以下的孩子应该如何补钙？

对于婴幼儿，最好的钙源是母乳，母乳中每 100 毫升中含钙仅有 34 毫克（牛奶 100 毫升中含钙高达 125 毫克），但母乳中钙和磷的比例为 2 : 1，最适于钙的吸收。因此，以母乳喂养的孩子不需要补钙。

1 岁内母乳喂养的宝宝每天可从母乳中得到 225 ~ 250 毫克的钙，所以对 6 个月内母乳喂养的宝宝，并不强调额外补钙（母亲的乳汁足够）；6 个月至 1 岁母乳喂养的宝宝也只要稍微额外补充一些钙（1 岁以下婴儿 400 ~ 600 毫克 / 日，3 岁以下幼儿 600 毫克 / 日，4 ~ 7 岁学龄前儿童 800 毫克 / 日）就够了，而这些通过添加含钙米粉等辅食就足够。在这种情况下，孩子如果没有明显缺钙症状，就无须补钙。

孩子们一天需要补充多少锌？

根据中国营养学会的推荐，锌的日需量为：1 ~ 6 个月的婴儿一日 3 毫克，7 ~ 12 个月的婴儿一日 5 毫克，1 ~ 3 岁幼儿一日 10 毫克，妊娠期的妈妈一日 20 毫克，正常成人 10 ~ 15 毫克。

断奶后婴儿的饮食中应添加一些瘦肉末、蛋黄、鱼泥、动物肝脏泥、花生米粉、核桃仁粉等。对于妊娠期妇女和 5 岁以上的儿童来说，通过饮食补锌即可，也最有效。如经常吃些牡蛎、动物肝脏、肉、蛋、鱼虾以及粗粮、干豆等含锌丰富的食物。另外，常吃一点核桃、杏仁、瓜子等含锌较多的零食，都能起到较好的补锌作用。同时，要教育孩子养成不挑食、不偏食的好习惯，注重饮食结构合理平衡，粗、细和杂粮混合搭配。

儿童缺锌会有哪些症状？

锌缺乏可能是由于膳食中摄入不足（如年迈、体衰、嗜酒合并肝硬化、膳食质量不佳）、吸收减少（吸收不良综合征、囊状纤维化）、排出增多（如镰状细胞病、大面积烧伤、引流瘘管）、遗传性代谢缺陷等导致的。锌对小儿的生长和发育有帮助，如妊娠期母亲缺锌，可能对胎儿有致畸作用。

锌缺乏的症状包括味觉和嗅觉失常、味觉灵敏度下降、食欲减退、儿童生长欠佳，或小儿有异食癖（如吃墙皮、尘土、玻璃、煤渣、生米等怪食）。锌严重缺乏时，可见毛发枯黄、骨成熟迟延、肝脾肿大、性腺功能减退、睾丸功能不全、生长缓慢或矮小畸形（侏儒），还有其他征象，如脱发、皮疹、多发性皮肤损害、舌炎、口炎、睑炎、反甲等。

儿童缺锌也会影响细胞代谢，妨碍生长激素轴的功能，导致生长发育受到影响，使宝宝的身材矮小。此外，孩子缺锌会损害细胞免疫功能，使孩子抵抗力减弱，容易罹患感染性疾病，包括流行性感冒、上呼吸道感染或支气管肺炎等。

所谓锌能促使创口及慢性溃疡愈合一事，也许只限于锌缺乏者。但很多住院患者和老人皆处于边缘性缺乏状态，因此对创口愈合迟缓的患者适当补锌，可能还是有价值的。

家长怎样给孩子补锌才好？

补锌的药很少，仅有葡萄糖酸锌，制剂有糖浆剂、片剂、胶囊、口服液、颗粒剂。主要用于小儿、老人、妊娠期妇女因缺锌引起的生长迟缓、营养不良、厌食症、复发性口腔溃疡、痤疮等症。治疗锌缺乏症，婴儿一日0.5~1毫克/千克体重或酌减（以锌元素量计算），2~3岁幼儿一日10毫克，3~4岁儿童一日

第一章 儿童常见病用药

12.5毫克，4~6岁儿童一日15毫克，6岁以上儿童一日20毫克，分2~3次于餐后服用。具体疗程可视病情决定，对有腹泻或上呼吸道感染的孩子，可在治疗开始或治疗结束后，持续10~14天。

可选用的制剂有葡萄糖酸锌片剂、颗粒剂、糖浆、口服液，颗粒剂每袋10克，含葡萄糖酸锌70毫克（相当于元素锌10毫克），每日1袋；糖浆或口服液每支10毫升含锌5毫克，一次10~20毫升；片剂每片含锌5毫克或10毫克。此外，锌与多种微量元素、维生素的复方制剂有施尔康、善存片等，口服每日1片。

锌以安全范围相对较大而为人熟知，故矫治缺锌的剂量（一日10毫克）几乎没有不良反应。但长期大量服用可对中性粒细胞移行的抑制而影响免疫反应，并有胃部不适、腹痛、恶心、呕吐、皮肤潮红、脱皮等刺激症状，为减少反应宜在餐后服用。补锌要合理，不宜一下子补得过多，过量锌进入体内可引起铜、铁缺乏，因为锌可干扰后两者的吸收。

母亲的初乳含锌丰富，每千克约含锌20毫克，宜哺乳给小儿。缺锌者可多食猪肝、鸡肝、羊排、瘦肉、牡蛎、海带、白菜、茄子、土豆、扁豆、黄豆和小米。市场上也有加锌的食盐或糖，均有益于补充。

孩子每天需要多少维生素C？

人每天对维生素C的需要量甚微，一般健康的男性一日60~70毫克足以，但对外伤、手术或极端气温下可能需要加量3~5倍，嗜烟的人则提高50%。人体内维生素C储备量为900~1700毫克。但当体内储备低于300毫克时，即有症状出现，表现为基质的形成缺陷、软骨钙化不足、骨骼和牙齿发育异常、毛细血管脆弱、皮肤出现瘀斑、肌肉和关节内出血、正常细胞和大细胞性贫血，如不及时治疗，可致低血压、惊厥、昏迷，乃至死亡。

维生素C的服量应以联合国粮食组织与世界卫生组织推荐的许可量为准：0~6个月婴儿一日25毫克，7~12个月婴儿30毫克，1~6岁以下儿童一日30毫克，7~9岁儿童35毫克，10~18岁40毫克，成人70毫克，妊娠期妇女80毫克，哺乳期妇女100~120毫克。

如果用于治疗一日 50～100 毫克即可；用于维生素 C 缺乏，一日 100～300 毫克，分 2～3 次服；对烧伤和创伤、心肌炎和感染者一日 200～500 毫克，分 2～3 次服，每日最大量不宜超过 2000 毫克。当患者接受慢性血液透析时，或患有胃肠病、结核、癌症、胃溃疡、甲状腺功能亢进症等时，也需补充适量的维生素 C。

哪些蔬菜和水果维生素 C 含量高？

也许您不知道，在蔬菜中维生素 C 含量以柿子椒为最多，每 500 克中含量为 900～925 毫克，其次在胡萝卜、萝卜、苦瓜、土豆、西红柿、红薯、南瓜、莲藕、菠菜、尖椒、芹菜、紫菜或冬瓜中的含量也较多。但由于植物组织中含有一种抗坏血酸酶，使蔬菜中的维生素 C 在久储后易被破坏。另外，加热、酸碱都可使维生素 C 遭到破坏，所以以生吃或凉拌菜为佳。水果中的维生素 C 含量当以酸枣居多，每 500 克中含量为 4150～5850 毫克，其次是橘子、甜橙、红枣、山楂和苹果。值得一提的是，维生素 C 并无太酸的味道，富含维生素 C 的蔬菜味道并一定是酸的。

孩子有夜盲症和缺乏维生素 A（视黄醇）有关吗？

维生素 A 是儿童和青少年不可缺少的营养素，且需足量供应。维生素 A 可促进生长发育，维持眼睛的正常功能。缺乏时会使生长发育受阻，可患夜盲症和干眼病。轻度的维生素 A 缺乏症状容易被忽略，但最早出现的是皮肤损害，由于上皮细胞、皮脂腺及汗腺发生角化增殖，出现发炎、软化和皮肤干燥、毛囊角化过度、皮肤发干、感染或溃疡，可见累及毛囊和皮脂腺的丘疹，尤以四肢最为明显。同时

指甲凹陷、失眠、记忆力减退。

维生素 A 严重不足时可有夜盲症，此症状仅在维生素 A 严重耗竭时才会出现，由于视黄醛得不到足够地补充，所以出现夜盲症，表现为在黄昏和光线低暗中视物不清；另有以眼干、溃疡、流泪、怕光、角膜与结膜干燥症为特征的为角膜软化症。

维生素 A 缺乏还常并发尿结石，生殖系统异常包括精子生成障碍、睾丸变性、流产和胎儿畸形。另外，支气管上皮黏液分泌变为角质化，由此所致的呼吸道感染的发生率高，同时肺和其他组织的弹性也降低。当然，仅用肉眼是看不到的。维生素 A 缺乏者常伴有味觉和嗅觉障碍，这无疑是角化作用所致。

哪些食物可为孩子补充维生素 A？

维生素 A 被发现于 1600 年，当时的医生鼓励多吃动物肝脏以治疗夜盲症，1891 年胡萝卜素被发现，1920 年发现人体可将胡萝卜素转化为维生素 A。

维生素 A（视黄醇）一般源于体外，其几种活性化合物如 β – 胡萝卜素、α – 胡萝卜素、视黄醇、各种类胡萝卜素广泛存在于肉类、动物肝脏、鱼卵、鱼肝油、脂肪、蛋黄、胡萝卜、西红柿、粗粮、牛奶、乳制品中，以及 β – 胡萝卜素含量丰富的胡萝卜、菠菜、苜蓿、豌豆苗、韭菜、青椒、杏、芒果、西红柿、柿子等蔬菜中。由于维生素 A 为脂溶性维生素，注意伴随脂肪性食物一起吃或炒食才最容易吸收。处于发育期的儿童和青少年应经常食用维生素 A，必要时可适当补充鱼肝油或维生素 A 胶囊，但绝不可服用过量，以免发生中毒症状。

孩子每天补充多少维生素 A 合适？

维生素 A 的计量常以视黄醇当量（RE）表示，每 1RE 等于维生素 A 3.3 单位（IU）。世界卫生组织 1960 年规定，每 1IU 维生素 A 相当于 RE 0.344 微克。婴儿每日需要补充维 A 1500IU，1~6 岁儿童为 2500IU，成年男性和女性分别为 5000IU 和 4000IU。美国科学院推荐膳食中每日摄入量（RDA）为 1 岁以下婴儿最小补充量为 450 微克（1500IU），1~4 岁儿童 750 微克（2500IU），4 岁以上儿童和成人 1500 微克（5000IU），妊娠及哺乳期妇女 2400 微克（8000IU）。我国（1988 年）推荐膳食每日摄入量 1 岁以下婴儿 200 微克，1~3 岁儿童 300~500 微克，4~6 岁儿童 500~750 微克，7~12 岁 750 微克，13~16 岁 800 微克，成人 800 微克，妊娠期妇女 1000 微克，哺乳期妇女 1200 微克，老年人 800 微克。

为什么不能给孩子过量服用维生素 A？

补充维生素 A 固然重要，但过量则适得其反，过量使用鱼肝油就会导致维生素 A、维生素 D 中毒。依据报道，摄入过量维生素 A 可致严重中毒或慢性中毒，甚至死亡。成人一次服用超过 100000U，小儿一次超过 300000U，可引起急性中毒，长期大量服用，如每日 10000U 以上且连服 6 个月则可引起慢性中毒。维生素 A 中毒以 6 个月至 3 岁的婴儿发生率最高，表现为颅内压增高、脑积水、假性脑瘤。假性脑瘤的症状有骚动、头晕、嗜睡、恶心、呕吐、腹泻、脱发、健忘等，停药 1~2 周后可消失。慢性中毒可表现为食欲减退、疲劳、发热、头痛、全身不适、关节疼痛、肿胀、体重下降、头痛、易激动、呕吐、便秘、腹泻、眼球突出、皮肤发痒、毛发干燥和脱落、颅内压增高。

另据报道，妊娠期妇女过量服用维生素 A，可致畸胎，故妊娠期服用维生素 A 每日不可超逾 6000U。在正常饮食情况下，成人长期日服 25000U 可引起维生素 A 过量。儿童预防维生素 A 缺乏，口服每日 1500U，或小于 6 个月婴儿单次口服 5 万 U，6~12 月婴儿每隔 4~6 月单次口服 10 万 U，大于 1 岁儿童每隔 4~6 月单次口服 20 万 U，直至血清维生素 A 保持正常。

儿童治疗维生素 A 缺乏症，婴幼儿每日口服维生素 A 1 万 U；对重症角膜软化者，小于 6 个月婴儿，诊断当日口服 5 万 U，隔日或及 2 周后各服 5 万 U，6~12 月婴儿，诊断当日口服 10 万 U，隔日或 2 周后各服 5 万 U，大于 1 岁儿童，诊断当日口服 20 万 U，隔日或 2 周后各服 20 万 U，症状改善后改为预防剂量。

第一章　儿童常见病用药

儿童每天需要多少维生素 B_1？

由于维生素与糖代谢密切相关，因此人体对维生素 B_1 的需要量通常与摄取的热量呈比例。当人的能量主要源于糖类时，即对维生素 B_1 的需要量增大，其最小需要量为 0.3 毫克 /1000 千卡（Kcal），正常需要量为 0.5 毫克 /1000Kcal。另依据美国科学院提出的膳食补充量（RDA），1 岁以下婴儿每日最小补充量为 0.5 毫克，1～4 岁儿童 0.7 毫克，4 岁以上儿童 1.5 毫克，成人 1.5 毫克，妊娠及哺乳妇女 1.7 毫克。我国（1988 年）推荐膳食每日摄入量为 1 岁以下婴儿 0.4 毫克，1～3 岁儿童 0.6～0.8 毫克，4～6 岁儿童 0.8～1 毫克，7～8 岁 1～1.1 毫克，9～12 岁 1.1～1.3 毫克，13～16 岁 1.5～1.8 毫克，成人（男）1.4 毫克（女）1 毫克，妊娠期妇女 1.6 毫克，哺乳期妇女 2.1 毫克，老年人 1.2 毫克。

维生素 B_1 口服用于治疗脚气病，成人一次 5～10 毫克，一日 3 次，儿童一日 10 毫克。用于维生素 B_1 缺乏症成人，一次 5～10 毫克，一日 3 次，儿童一日 10～50 毫克，分 2 次给予。妇女妊娠期补充维生素 B_1 一日 5～10 毫克。

孩子得了口角炎与缺乏维生素 B_2 有关吗？

根据中国营养学会于 2002 年公布的一项有关国民营养调查的结果揭示：我国居民最为缺乏的营养素排序中，维生素 A（β－胡萝卜素）、维生素 B_2（核黄素）和钙分列前 3 名。此外，儿童缺锌、妇女缺铁、中老年人缺乏叶酸的状况较为严重。

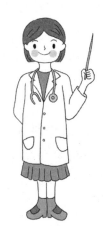

维生素 B_2 缺乏时的表现以皮肤与黏膜的损害较为突出。当人体内缺乏维生素 B_2 时，一种黄酶的活性减弱，使生物氧化过程受到影响，正常的代谢发生障碍，引起皮肤、黏膜和眼部的病变，病变多发生于口、眼和外生殖器，即出现典型的维生素 B_2 缺乏症。

维生素 B_2 缺乏首先出现的是咽喉炎和口角

炎，稍后为舌炎、鼻炎、唇炎（红色剥脱唇）、结膜炎、面部脂溢性皮炎、躯干和四肢皮炎，最后有贫血和神经症状；眼部有刺痒、烧灼感、羞明、视力模糊和视疲劳；有些患者有明显的角膜血管增生和白内障形成，少数伴发阴囊炎或阴道炎等。但舌炎、皮炎并不是维生素 B_2 缺乏时所独有的症状，其他维生素 B 缺乏也有此类体征。因此，孩子出现口角炎很有可能与维生素 B_2 缺乏有关。此外，维生素 B_2 缺乏症极少单独出现，总是伴随其他维生素的缺乏同时出现。

孩子每天需要多少维生素 B_2？

正常人对维生素 B_2（核黄素）的需求甚微，每日在膳食中最低 1.2 毫克足以。依据美国食品药品管理局（FDA）提出膳食补充量计 1 岁以下的婴儿一日 0.6 毫克，1～4 岁儿童 0.8 毫克，4 岁以上儿童和成人 1.7 毫克，妊娠及哺乳妇女 2 毫克。另有美国科学院推荐膳食中的摄入量（RDA）为 1 岁以下婴儿一日最小补充量为 0.6 毫克，1～4 岁儿童 0.8 毫克，4 岁以上儿童 1.7 毫克，成人 1.7 毫克，妊娠及哺乳妇女 2 毫克。我国（2013 年）推荐膳食每日摄入量为 0～6 个月婴儿一日 0.3 毫克，7 个月至 1 岁婴儿 0.4 毫克，1～3 岁儿童 0.5 毫克，4～6 岁儿童 0.6 毫克，7～9 岁 0.9 毫克，10～18 岁 1.0～1.3 毫克，成人男性 1.2～1.6 毫克，女性 1.1～1.6 毫克，妊娠期妇女 1.8 毫克，哺乳期妇女 2.1 毫克，老年人 1.2 毫克。

维生素 B_2 用于治疗缺乏症时，成人一次 5～10 毫克，儿童一次 2.5～5 毫克，一日 3 次，7 日后减为补充膳食所需一日 1～4 毫克和 0.6～0.8 毫克。可供选用的制剂有核黄素片，每片 5 毫克；另一种为复合维生素 B 片，由维生素 B_1、维生素 B_2、维生素 B_6 和烟酸组成，可增强人体的活力，对皮肤的再生和清除色素沉着均有帮助，用于维生素 B_2 和其他维生素 B 族缺乏症，一次 2 片，一日 2～3 次。

孩子容易得皮炎，与缺乏维生素 B_6 有关吗？

维生素 B_6 包括吡多醇、吡多醛、吡多胺，三者在体内可互相转化，是具有解毒止呕等作用的水溶性维生素，广泛分布于多种食物中，如小麦、大豆、蛋白、鱼虾、瘦肉和动物肝脏中，治疗使用的多为人工合成品。

　　维生素 B_6 在 1926 年被发现，1934 年由 B 族维生素中提纯出来。典型的维生素 B_6 缺乏症者几乎罕见，因为人体每日仅需补充 2 毫克，只有当饮食中缺乏、哺乳或长期服用抗结核药异烟肼、抗癌药、雌激素和放射治疗时，增加其在尿液中的排泄，几周内即可表现出症状。

　　维生素 B_6 缺乏症主要表现于皮肤和神经系统，在眼、鼻和口角呈现脂溢样损害，伴有舌炎、口腔炎、痤疮或湿疹。神经系统方面表现为周围神经炎，伴有滑液肿胀和触痛，特别是腕滑液肿胀（腕管病）由于维生素 B_6 缺乏所致；另一表现为兴奋、烦躁不安、呕吐、惊厥，服用大剂量维生素 B_6 治疗可以缓解。因此，如果孩子容易得皮炎，家长要考虑到可能和维生素 B_6 缺乏有关。

服用了过量维生素 B_6 会怎样？

　　维生素 B_6 在红细胞内转化为磷酸吡多醛，后者作为人体内不可缺乏的辅酶，参与氨基酸、碳水化合物及脂肪的正常代谢。此外，维生素 B_6 还参与色氨酸将烟酸转化为 5- 羟色胺的反应，并刺激白细胞的生长，是形成血红蛋白的所需物质。

　　但长期大量服用维生素 B_6 可致两种有害性：其一为严重的周围神经炎，表现为感觉异常、步态不稳、手足麻木，停药后虽可缓解，但仍感觉身体软弱无力；其二如妊娠期妇女接受大量的维生素 B_6 后，可能生育畸胎，或诱发新生儿出现维生素 B_6 依赖综合征，需每日补充 50 毫克而终身服用。因此，对过去曾认为几乎无毒的维生素 B_6，应引起高度警惕，切不宜滥用。

孩子一天需要多少维生素 E？

　　人体对维生素 E 的需求很小，日常的膳食即能供应。通过食用的麦胚油、豆油、玉米油、酥油、人造黄油中即可补充。

　　食物中的维生素 A、硒、铁或硫氨基酸不足或缺铁性贫血者于补铁时，人体对维生素 E 的需求增加；口服避孕药可加速维生素 E 代谢，易致维生素 E 缺乏；

服用影响脂肪吸收的药（如考来烯胺、新霉素、硫糖铝等）可干扰维生素 E 吸收；新生儿、早产儿及低体重儿童仅从母体血中获得 20% ~ 30%，出生后体内维生素 E 储存尚少，亟待补充。此外，对高氧环境、甲状腺功能亢进、胰腺功能减退、小肠疾病、胃切除术、肝胆疾病、腹泻、β–脂蛋白缺血症者也应联想到维生素 E 缺乏的可能。

维生素 E 的计量也可以生育酚当量表示，每 1 毫克等于维生素 E 1.5IU。美国科学院推荐膳食中摄入量（RDA）为 1 岁以下婴儿一日最小补充量为 3.3 毫克（5IU）、1 ~ 4 岁儿童 6.7 毫克（10IU）、4 岁以上儿童和成人 20 毫克（30IU）、妊娠及哺乳妇女 20 毫克（30IU）。我国（2013 年）推荐膳食每日摄入量为 0 ~ 6 个月婴儿一日 2.7 毫克，7 个月至 1 岁婴儿 2.7 毫克，1 ~ 3 岁儿童 5 毫克，4 ~ 6 岁儿童 5 毫克，7 ~ 9 岁 7 毫克，10 ~ 18 岁 7.5 ~ 10 毫克，成人 10 毫克，妊娠期妇女 12 毫克，哺乳期妇女 12 毫克，老年人 12 毫克。《中国国家处方集·儿童版》规定：儿童一日 1 毫克 / 千克体重，早产儿一日 15 ~ 20 毫克，慢性胆汁淤积婴儿一日 15 ~ 20 毫克。

 水溶性维生素（维生素B、维生素C）会带来不良反应吗？

[1] 维生素 B_1 大剂量肌内或静脉注射时，可能发生过敏性反应或休克，表现有头痛、吞咽困难、瘙痒、面部水肿、喘鸣、红斑、支气管哮喘、荨麻疹、接触性皮炎或休克。

[2] 维生素 B_2 大量服用后尿液呈黄色，偶见有过敏反应；罕见类甲状腺功能亢进症。

[3] 长期大量服用维生素 B_6 可引起严重神经感觉异常，进行性步态不稳至足麻木、手不灵活。注射时偶见头痛、便秘、嗜睡，罕见过敏反应，长期大量应用可致严重的周围神经炎，出现感觉异常、进行性步态不稳、手足麻木。妊娠期妇女接受大量的维生素 B_6 后可致新生儿产生维生素 B_6 依赖综合征。

[4] 维生素 C 服后偶见腹泻、皮肤红亮、头痛、尿频、恶心、呕吐、胃部不适、胃痉挛、尿频等反应。大量服用可能引起尿酸盐、半胱氨酸或草酸盐结石。长期大量（2000 毫克 / 日以上）应用可引起泌尿系统尿酸盐、半胱氨酸盐或草酸

盐结石；静脉滴注速度过快可引起头晕、晕厥。

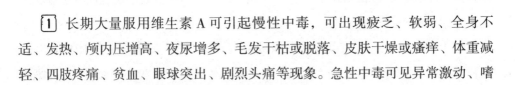

脂溶性维生素（维生素A、D、E、K）会有不良反应吗？

①长期大量服用维生素A可引起慢性中毒，可出现疲乏、软弱、全身不适、发热、颅内压增高、夜尿增多、毛发干枯或脱落、皮肤干燥或瘙痒、体重减轻、四肢疼痛、贫血、眼球突出、剧烈头痛等现象。急性中毒可见异常激动、嗜睡、复视、颅内压增高等症状。

②长期大量服用维生素D可会引起低热、烦躁哭闹、惊厥、厌食、体重下降、肝脏肿大、肾脏损害、骨硬化等症。

③大量服用维生素E（400~800毫克/日）可引起视物模糊、乳腺肿大、类流感样综合征、胃痉挛、疲乏、软弱。长期超量服用（>800毫克/日），对维生素缺乏者可引起出血倾向，改变内分泌代谢（甲状腺、垂体和肾上腺），改变免疫功能，影响性功能，并有出现血栓的危险，其中较严重的有血栓性静脉炎或肺栓塞，或两者同时发生，这是由于大剂量维生素E可引起血小板聚集和形成，血压升高，停药后血压可以恢复正常。

④大量服用维生素 K_1 常见呕吐，偶见味觉异常、出汗、支气管痉挛、心动过速、低血压、过敏；静脉注射速度过快，可出现面部潮红、出汗、胸闷、血压下降，甚至虚脱等，因此一般宜选肌内注射。若需静注时速度应缓慢（4~5毫克/分钟）。较大剂量可致新生儿、早产儿溶血性贫血、高胆红素血症及黄疸，对于红细胞6-磷酸脱氢酶缺乏症者可诱发急性溶血性贫血。

肥胖

看看您家孩子是"小胖孩儿"吗？

对肥胖症的界定有一个固定的公式：男性身高（cm）减去100等于体

重（kg），女性身高减去 100 乘于 0.9 等于标准体重。7 ~ 16 岁儿童的体重 = 年龄 ×2 + 8。但当超过标准体重 10% 时为轻微肥胖，长期超过 20% 时即为肥胖症。

近年来，由亚太地区著名的肥胖症治疗专家组成的国际委员会在香港制定了亚太地区人口肥胖症的标准。对亚洲人来讲，当体重指数（BMI）即人体的体重与身高平方的比例（kg/m^2）。成人超过 23 时，即为肥胖。对于 6 岁以下儿童超过 20，6 岁以上儿童超过 21，即为肥胖。而对欧洲人来讲，BMI 指数要大于 25。BMI= 体重除以身高的平方值（kg/m^2）。如体重为 100kg、身高为 1.80m，则 BMI=100 ÷ 3.24=30.9。最近，我国专家依据国人的特点，制订了我国的标准（腰围），男性 < 90 厘米，女性 < 86 厘米（表 1-6）。

表 1-6　肥胖诊断的参考标准

类别	体重指数（BMI）	腰围 /cm		健康危险（肥胖症并发症）
		男性	女性	
体重过轻	< 18.5	< 90	< 80	低度
体重正常	18.5 ~ 20	< 90	< 80	一般
体重正常	18.5 ~ 23	> 90	> 80	轻度增加
体重超重	23 ~ 25			轻度增加
肥胖前期	23 ~ 29.9	< 90	< 80	轻度增加
肥胖前期	23 ~ 29.9	> 90	> 80	中度增加
1 级肥胖	30 ~ 34.9	< 90	< 80	中度增加
1 级肥胖	30 ~ 34.9	> 90	> 80	高度增加
2 级肥胖	35 ~ 39.9	< 90	< 80	高度增加
2 级肥胖	35 ~ 39.9			极高增加
3 级肥胖	40			极高增加

家长怎样关照家里的"小胖孩儿"？

（1）**饮食疗法** 控制饮食是治疗肥胖的根本手段，建立正确的饮食行为，合理的饮食控制，养成只吃八分饱的习惯；进餐时细嚼慢咽；尽量少吃甜薯、马铃薯、藕粉、果酱、果汁等甜食；主食以粗、细杂粮混用；适当提高蛋白质的摄入量；宜用植物油，少食奶油、黄油、猪油等动物油；要摄入足量的维生素和食物纤维；少食盐；一日三餐要定时定量，单纯性肥胖者早餐多吃些，晚餐少吃些。各餐热量的分配大致为早餐占 30%，午餐占 35%，晚餐占 25%，两次加餐各占5%。

（2）**体育疗法** 让孩子增强体育锻炼。近来对一批肥胖者监测研究发现在餐后 45 分钟，以每小时 4.8 千米的速度散步，最利于减肥。餐后 2～3 小时散步20 分钟，减肥效果更佳。

（3）**药物疗法** 奥利司他（赛尼可）一次 120 毫克，一日 3 次，餐后 1 小时或随餐同服。中成药可选用防风通圣散，一日 3～5 克，连续 3～6 个月。另外，也可服用二甲双胍，儿童初始一次 250～500 毫克，一日 2 次，后增至一日3 次，最大日剂量为 2000 毫克。

（4）**经皮给药** 皮肤具有吸收功能，有些药可以穿透皮肤，到达组织和脂肪细胞而发挥作用，或使脂肪裂解，或使脂肪转运，达到减肥的目的，使腰、腹围缩小。

甲状腺疾病

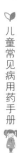

 孩子有甲状腺功能亢进症，家长应该怎样用药护理？

对甲状腺功能亢进症初治、新生儿、儿童和 20 岁以下的患者，治疗原则与成人基本相同。首选抗甲状腺药治疗，主要药物有丙硫氧嘧啶、甲巯咪唑（他巴唑）和卡比马唑（甲亢平），治疗分为 3 个阶段。

（1）初治阶段 丙硫氧嘧啶成人初始剂量为300～600毫克/日，分3次服或一日1次；对严重的甲状腺功能亢进、重度甲状腺肿大者可加大剂量，如为初患病者则初始剂量可为600～900毫克/日。新生儿初始一次2.5～5毫克/千克体重，一日2次，1个月至1岁婴儿一次2.5毫克/千克体重，一日3次，1～5岁儿童初始一次25毫克，一日3次，6～12岁儿童起始剂量为一次50毫克，一日3次或一日50～150毫克或4毫克/千克体重，12～18岁青少年一次100毫克，一日3次或一日150～300毫克。甲巯咪唑初始剂量一日15～60毫克，分为1～3次服用，大约1～2个月后甲状腺功能恢复正常，儿童初始剂量一日为400～1000微克/千克体重，最大剂量一日30毫克，分3次服用，病情控制后逐渐减量，维持量减半。卡比马唑一日15～30毫克，最大一日60毫克。

服药3个月如果症状仍明显，应检查有无干扰因素，例如不规则服药，服用碘酒、存在精神或感染等。

（2）减药阶段 当症状显著减轻，体重增加，心率下降至80～90次/分钟，T_3或T_4接近正常时，可根据病情每2～3周递减药量1次。一般在减药过程中，应定期随访临床表现，包括基础心率、体重、白细胞及T_4和必要时测TSH。递减剂量不宜过快，尽量保持甲状腺功能正常和稳定性，逐步过度至维持阶段，一般约需2～3个月。

（3）维持阶段 甲状腺功能在1～3个月内恢复正常后，改为维持量，丙硫氧嘧啶一日25～80毫克，儿童25～75毫克；甲巯咪唑和卡比马唑一日5～15毫克，为期约1～1.5年，情况不稳定而不愿采用其他方案者，维持阶段可延至2～3年或更长。

在整个疗程中，一定要避免间断服药。在任何阶段中，如有感染或精神因素等应激，宜随时酌增药量，待稳定后再进行递减。经过上述治疗，患者约有50%可获痊愈。

 孩子服用抗甲亢药期间严格避免摄入高碘食物和药品

为防止甲亢控制不良，避免病情加重，或致药效降低和用药剂量增加，患者应避免服用含碘的药品，如胺碘酮、聚维酮碘、碘化钾、西地碘、喹碘仿等，并禁食富含碘的食物，如海带、紫菜、带鱼、墨鱼、海虾、龙虾、干贝、海蜇、海参、虾皮、昆布、海藻、碘盐等。尤其是我们市场上销售的食盐常有各种加碘的盐，选购时要格外小心。

小儿遗尿症

孩子有遗尿症，能吃什么药？

　　小儿遗尿时应首选氯酯醒（遗尿丁），它能促进大脑细胞的氧化还原代谢，对中枢神经有兴奋作用，睡前服 100 毫克，对遗尿有控制效果。还可选用麻黄碱，一次 12.5 ~ 25 毫克，睡前服用。另有一种抗抑郁药阿米替林可治疗小儿遗尿症，于睡前 1 小时服用，6 岁以上儿童一次 12.5 ~ 25 毫克，6 岁以上儿童 25 毫克，12 岁以下 50 毫克，12 岁以上一次 75 毫克。

　　中成药可服夜尿宁丸，能够补肾散寒，止湿缩尿，一次 1 丸，10 岁以下儿童半丸，一日 3 次。或缩泉丸一次 3 ~ 6 克，一日 2 次，3 岁以下小儿酌减。遗尿散，3 ~ 6 岁小儿一次 3 克，3 ~ 6 岁一次 5 克，一日 2 次。

　　在生活上宜叮嘱儿童养成良好的排尿习惯，并控制饮水量，在临睡前约 2 小时少喝水。帮助孩子建立条件反射，逐渐养成在有尿意时即能觉醒的习惯，关注患儿的精神状态，不宜严斥打骂，以免产生恶性循环。

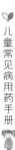

尿道炎

尿道炎是成人的专利吗?

泌尿系统感染是儿童的常见病,可累及上、下泌尿道。上泌尿道感染或肾盂肾炎可累及肾实质,引起全身症状发高热、腰疼、两侧肾区(腰部)有叩击痛;下泌尿道感染或膀胱炎仅仅累及膀胱,引起泌尿道的刺激症状,如尿频、尿急、尿痛等。

尿道炎属于中下尿路感染,主要由沙眼衣原体及解脲支原体、淋病双球菌(淋球菌)、大肠埃希菌等感染所致。其实,尿道炎不仅成年人易得,儿童也是尿道炎的高发人群。其中,女孩发病率显著高于男孩,以急性尿道炎较为常见。

儿童尿道炎轻者可以毫无症状,仅在尿培养时见有细菌生长;重者发热或体温不升,面色灰白,易于激惹或嗜睡,有的还可出现黄疸、惊厥或消化道症状。婴幼儿尿道炎,全身症状明有发热、面色灰暗、呕吐、腹泻、腹痛、腹胀,还可出现神经系统症状,如烦躁、嗜睡、惊厥或昏迷。泌尿道症状较轻时,仅表现为排尿时疼痛。年长儿童尿道炎的症状与成人相似,尿道有烧灼感觉、尿道口红肿。慢性尿路炎多由急性尿感迁延不愈,也可由于泌尿道畸形引起,此点与成人不同,病程在 6 个月以上,或多次复发,病儿可表现为精神萎靡、乏力、脆弱、发育迟缓、进行性贫血等。患有肾盂肾炎时,有发热、寒战、两侧肾区(腰部)有叩击痛;患膀胱炎时,有尿频、尿痛、血尿。

儿童急性尿道炎为多见,其表现不像成人有典型的尿频、尿急、尿痛,但症状变化无穷。建议家长要注意孩子的异常症状,孩子出现上述症状后,应尽快带他们到正规医院接受检查和治疗。

孩子得了尿道炎,医生会给孩子用哪些药?

选择抗菌药物首先明确感染的性质:

非特异性（非淋菌性，衣原体、支原体感染）尿道炎

治疗非特异性尿道炎的抗感染药有五类，常以头孢菌素、青霉素、四环素类、大环内酯类、磷霉素等抗生素为首选。

（1）**头孢菌素类** 头孢克洛儿童一日20~40毫克/千克体重，分3次服用，每隔8小时给药1次，6岁及6岁以下儿童一日剂量不宜超过1000毫克。头孢克肟儿童一日8毫克/千克体重，分2次服用，每隔12小时给药1次，连续7~14天。

（2）**青霉素类** 氨苄西林、阿莫西林儿童一日50~100毫克/千克体重，分3次服用，每隔8小时给药1次，3个月以下婴儿一日30毫克/千克体重，分2次服用，每隔12小时给药1次，连续7~14天。

（3）**四环素类** 对衣原体及支原体有强大的拮抗活性，可选用多西环素，8岁以上儿童第1日一次2毫克/千克体重，一日2次，连续7~10天，严重感染一次200毫克，一日2次；8~12岁儿童第1日200毫克，以后一日100毫克，严重感染者剂量可增至一日200毫克。或米诺环素一次50~100毫克，一日2次，连续10~14天。但8岁以下儿童禁用四环素。

（4）**大环内酯类** 对支原体及衣原体皆有抑制作用，交沙霉素一次100~200毫克，一日4次，连续10天。阿奇霉素，12岁以下儿童一次10~15毫克/千克体重顿服，12~18岁青少年单剂量1克顿服或一日0.5克，连续3天。

（5）**磷霉素** 对革兰阳性菌、革兰阴性菌感染有效，适用于尿道炎。儿童口服一日50~100毫克/千克体重，分3~4次服用，每隔6~8小时给药1次，严重者静脉滴注，轻中度感染，一日100~200毫克/千克体重，分2~3次滴注，重度感染一日300毫克/千克体重，分2~3次滴注，连续7~14天，但对5岁以下儿童禁忌静脉给药。

特异性（淋菌性）尿道炎

对无合并症淋病可选普鲁卡因青霉素一次480万IU，分两侧臀部肌内注射，同时顿服丙磺舒1克；或头孢曲松一次500毫克肌内注射；部分对青霉素耐药患者，可以改用头孢菌素，如头孢曲松和头孢他啶疗效较佳。或应用β-内酰胺酶抑制剂复方制剂，如青霉素、头孢菌素与克拉维酸或舒巴坦复方制剂（阿

莫西林克拉维酸和氨苄西林舒巴坦）。

大观霉素对无合并症淋病有特效，对单纯型淋病的治愈率高达98%以上，对衣原体性尿道炎也有较好的疗效。儿童40毫克/千克体重，肌内注射，一日1次，连续3天，注意注射时溶解于0.9%苯甲醇溶液3毫升中，注射于臀肌上部外侧，深入臀肌内，宜使用20号针头，但不得静脉给药。

对有合并症淋病可用普鲁卡因青霉素一次480万IU，分两侧臀部肌内注射，同时顿服丙磺舒1克，以后再继服氨苄西林一次0.5克，一日4次，合并丙磺舒一次1克，一日2次，连续10天；对耐药菌株可用大观霉素，一次2克，或头孢曲松250～500毫克，肌内注射，一日1次，连续10天。

大环内酯类不作为一线用药，主要用作四环素类的替代品。研究显示，阿奇霉素单剂量1克对无合并症淋病、合并衣原体感染患者的治愈率超过95%。

尿路结石

儿童尿路结石常见于哪几个部位？

儿童尿路结石主要是膀胱结石、尿道结石，多见于4岁以下儿童，肾及输尿管结石无明显年龄差异。肾结石可是单发，但多发也不少见，尤其是继发于肾盂输尿管连接部梗阻的病例。

（1）**肾结石** 血尿是肾结石的主要症状，多于剧烈活动后出现，有时血尿较轻，只能在显微镜下见到多数红细胞。腰或腹股沟疼痛是肾结石的重要表现，在乳幼儿不会申诉时，则可哭闹，甚至呕吐、颜面苍白，并出冷汗。有一部分病例会出现全身症状，如低热、食欲不振、消瘦、生长发育迟滞等，尿检查可有多数白细胞，即尿路感染症状。偶见肾结石以急性无尿为

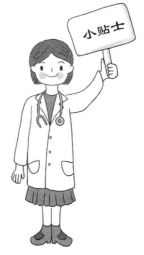

首发症状。

（2）**输尿管结石**　症状与肾结石基本相同，主要症状是排尿困难和排尿疼痛。排尿困难和疼痛时轻时重，痛重时小儿异常痛苦，以手牵拉或揉摩阴茎和会阴部。有时有尿中断现象，改变体位后才能继续排尿。小儿可有慢性尿潴留，尿滴沥以及排尿极度困难以致脱肛。由于小儿牵拉阴茎使其经常处于半勃起状态，故常比同年龄小儿阴茎大。输尿管膀胱壁段结石可引起尿频、尿急、尿痛等膀胱刺激症状。

（3）**膀胱结石**　膀胱结石都伴感染，可出现脓尿。

（4）**尿道结石**　一般是单发，如嵌顿于前尿道，可在阴茎部触及结石，并常见终末血尿。常有急性尿潴留。

治疗尿路结石从两方面考虑，一是治疗原发病，如代谢紊乱，感染或已存在的解剖因素；另一方面是处理结石的并发症，即尿路梗阻和感染。

家长怎样帮助孩子防治尿路结石？

最为简单而有效的方法是每天大量饮水，尤其是晨起后多饮水，一是为了稀释尿液，可延缓尿结石的生长并防止尿石再发，二是帮助小的结石排泄。改变尿pH 也可防止结石复发，胱氨酸结石更易溶于 pH 在 7.5 以上的尿液中，碳酸氢钠及枸橼酸钠可碱化尿液。减少尿酸及 2，8- 二羟腺嘌呤的产生，因此对控制尿酸类结石复发有效。

尿路结石的体积不太大时，可选服下列药品治疗：①平滑肌松弛药：绞痛发作，可选用阿托品、吗啡、哌替啶（杜冷丁）肌内注射，以缓解剧痛；也可在腰部或腹部皮肤敏感区用 1% 普鲁卡因注射液皮下封闭。②硝苯地平（心痛定）：帮助肾和泌尿道平滑肌松弛，促使结石下排，一次 5～10 毫克，一日 3 次。③日本消石素（优克龙）：具有抑制形成和促使结石脆化的作用，促进尿路结石的排出，此外还有消炎和短暂的利尿作用，一次 2 粒，一日 3 次，连续 4 周。

手术治疗尿结石时，首先要进行 X 射线检查，如结石较大，则应做耻骨上膀胱切开取石及造瘘。近年来儿童肾结石多可经体外震波碎石处理。

对合并感染或出血者，可选用抗生素（如青霉素、头孢菌素、红霉素类）

及止血药，如酚磺乙胺（止血敏）、氨甲环酸（止血芳酸）、氨甲苯酸、维生素K等。其中，酚磺乙胺肌内注射一次 500 毫克，一日 2~3 次；氨甲环酸口服一次 1000~1500 毫克，一日 3 次；氨甲苯酸口服，5 岁以下儿童一次 100~125 毫克，一日 2~3 次，5 岁以上儿童一次 250~500 毫克，一日 2~3 次。

中成药的排石汤 1 号，可用于镜检无血尿者。排石汤 2 号用于镜检有血尿者。或口服排石冲剂或排石饮液。单验方牛膝 30 克、车前子 15 克，水煎服下，连续 5 天。海金沙、猪苓各 12 克，金钱草 50 克，木香 10 克，水煎服。连服 7~14 日。

性早熟

关于儿童性早熟，家长须知

性早熟是儿童内分泌系统的常见发育异常，是指女孩子在 8 岁前，男孩子在 9 岁前呈现第二性征发育的异常性疾病。性早熟分为中枢性、外周性两种，也有人把它分为真性早熟（与中枢下丘脑 – 垂体 – 性腺轴功能过早启动有关，性发育异常、性器官异常、性腺疾病、肾上腺疾病、中枢部位肿瘤、脑水肿）、假性早熟（与脑垂体无关，过多摄入外源性的雌激素、雄激素）。

中枢性性早熟是缘于下丘脑提前增加了促性腺激素释放激素的分泌和释放量，提前激活了性腺轴的功能，导致性腺发育和分泌性激素，使内、外生殖器发育，呈现第二性征。因此，性早熟又称为促性腺激素释放激素依赖性性早熟，其过程呈进行性发展，直至生殖系统发育成熟。而外周性性早熟与促性腺激素释放激素呈非依赖性，与中枢性性早熟相比，最主要的区别在于其性发育、成熟属于不完全性，仅表现为某些副性征的发育表现，但无生殖细胞（精子和卵泡）成熟，无生育能力。

性早熟的原因有：①中枢神经系统器质性病变；②外周性性早熟转化而来；③特发性性早熟无器质性病变。女性患儿 80%~90% 为特发性性早熟；男性患儿则相反，80%以上是器质性的性早熟。据推测，这部分性早熟病儿与环境内分泌干扰物的刺激有很大关系，与牲畜、海产品饲养的添加剂（糖皮质激素、雌激素、生长激素、催熟剂）有关。其中，一部分性早熟则为不完全性早熟，表现为单纯性乳房早发育、单纯性阴毛早发育、单纯性月经早现。

哪些表现提示孩子可能性早熟？

性早熟机制极为复杂，但通过孩子的表现，细致的家长可能发现：

[1] 人的第二性征提前出现。女孩子在8岁以前，男孩子9岁前出现。女性会乳房发育，小阴唇变大，阴道黏膜细胞的雌激素依赖性改变，子宫及卵巢增大，阴毛出现，月经初潮。男性表现为睾丸和阴茎增大，阴毛出现，肌肉发达，声音变粗。男女性均生长加速，骨成熟加速，最终可致终身高低于靶身高，儿童生长周期缩短，最终身材矮小，成年后平均身高仅为155～160厘米。如伴有颅内肿瘤等中枢神经系统病变，可出现头痛、呕吐、视力改变或其他神经系统症状、体征。

[2] 性腺增大，身高线性生长加速，骨龄超过年龄1年或1年以上，血清性激素水平升高至青春期水平。

[3] 血清促性腺激素水平升高达到青春期水平。若去医院下列检测：①促性腺激素基础值，如第二性征已达青春中期程度时，血清促黄体生成素（LH）基础值可作为初筛，如＞5.0IU/L，即可确定其性腺轴已发动，不必再进行促性腺激素释放激素激发试验。②促性腺激素释放激素激发试验，激发试验对性腺轴功能已启动而促性腺激素基础值不升高者是重要的诊断手段，促性腺激素释放激素可使促性腺激素分泌释放增加，其激发峰值即可作为诊断性早熟的依据。

孩子一旦性早熟，家长应该怎样护理？

性早熟的治疗目的一是以改善患儿的成年期身高为核心（短小身材），二是控制或减缓第二性征的发育，其三抑制性激素引起的骨成熟过度，防止骨骺早闭，避免孩子成人后成为矮身材。此外，还应注意防止早熟带来的心理问题。

一般应用促性腺激素释放激素类似物（GnRHa）治疗。国内目前可供儿童应用的缓释型促性腺激素释放激素类似物制剂有曲普瑞林、醋酸亮丙瑞林，用于中枢性性早熟。外周性性早熟可用抗雌激素类药他莫昔芬治疗。

促性腺激素释放激素类似物能有效抑制促黄体生成素（LH）的分泌，使性腺暂停发育、性激素分泌回至青春前期状态，从而延缓骨骺的增长和融合，尽可能达到延长生长年限、改善最终成年期身高的治疗目的。

对伴随肿瘤者可行手术，对伴甲状腺功能减退者，可采用甲状腺素替代治疗，对先天性肾上腺素增生者采用皮质激素治疗。

此外，家长对孩子的饮食和作息时间也要格外注意：

1. 豆浆中含有较多的大豆黄酮、异黄酮，植物性的雌性激素会诱发孩子性早熟。

2. 日常食用的榴莲、催熟的蔬果，以及对虾、鸡腿、乳鸽、大闸蟹、蚕蛹、牛初乳、花粉、蜂蜜、蜂王浆等，由于上述食品可以刺激人体雌激素分泌，吃得过多，都可能导致儿童性早熟。

3. 敦促孩子按时睡眠，避免接触过强的日光照射，少吃油炸食品、反季节的果蔬。正确地接受性启蒙知识。

4. 少吃保健品、少用美容化妆品，少吃滋补的中药人参、沙参、黄芪、荔枝、桂圆、枸杞子、冬虫夏草等。

5. 成人服用的避孕药、雌激素、孕激素等药品应远离孩子，千万别让孩子吃到，甚至摸到。

眼病

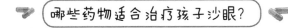

哪些药物适合治疗孩子沙眼？

对轻度的沙眼或细菌性结膜炎可滴眼药水或涂敷眼膏，如 10%～30% 磺胺醋酰钠、0.25% 硫酸锌、0.25% 氯霉素滴眼剂，每隔 1～2 小时滴眼 1 次；睡前在结膜囊内涂敷红霉素、金霉素眼膏。

硫酸锌（锌矾）在低浓度时有收敛作用，锌离子能沉淀蛋白，可与眼球表面和坏死组织及分泌物中的蛋白质形成极薄的蛋白膜，起到保护作用；高浓度的硫酸锌则有杀菌和凝固作用，有利于创面及溃疡的愈合。

酞丁安对沙眼衣原体有强大的抑制作用，尤其对轻度沙眼疗效最好，治愈率可达94%，常用0.1%溶液滴眼，一次1～2滴，一日2～3次，连续1个月。

对较重或治疗较晚的沙眼结膜肥厚显著者，可用2%硝酸银或硫酸铜棒擦睑结膜和穹窿结膜，擦后用0.9% 氯化钠溶液（生理盐水）冲洗，一日1次。乳头较多的沙眼，可用海螵蛸磨擦法。滤泡较多的沙眼，可作滤泡刮除术。少数倒睫者可去医院行电解术。

孩子得了沙眼，可以选用哪些中成药？

根据中医学分型，沙眼有肝肾亏损型、气血两亏型和风邪外袭型。肝肾亏损型表现为流泪清稀，视物模糊，伴头痛、耳鸣或腰酸不适；气血两亏型常见流泪，伴有面色不佳，易忘事，疲乏无力，或见于产后妇女；风邪外袭型表现为平时两眼干涩不适，有风时眼泪增多，伴有头痛。肝肾两亏损型可选用明目地黄丸、杞菊地黄丸等，一次1丸，一日2次；外敷拨云眼膏、风火眼膏、马应龙八宝眼膏等。气血两亏型可服十全大补丸（煎膏）和人参养荣丸（颗粒、片、煎膏、酒），一次1丸，一日2次。风邪外袭型可服明目上清片，一次4片，一日2次。

孩子得了结膜炎，可选用哪些滴眼药？

结膜炎的治疗以滴眼为主，其疗程短、治疗效果好。常用的滴眼剂有磺胺醋酰钠、氯霉素、红霉素、庆大霉素等，原则上白天宜用滴眼剂滴眼，反复多次，睡前宜用眼膏剂涂敷。

选用滴眼剂宜按感染的病原体来区分，对沙眼衣原体感染的结膜炎可选红霉素、利福平、酞丁胺、磺胺醋酰钠滴眼剂；对病毒感染的结膜炎可选用碘苷滴眼剂、酞丁安滴眼剂、阿昔洛韦滴眼剂或利福平滴眼剂；对细菌感染的结膜炎可选用红霉素、四环素、杆菌肽滴眼剂；绿脓杆菌性结膜炎的病情较严重，病变进展迅速，短期内可致角膜溃破、穿孔和失明，因此必须及早治疗，常用多黏菌素B、磺苄西林滴眼剂；对真菌性角膜炎可选用两性霉素B、克霉唑滴眼剂。

过敏性结膜炎宜选用醋酸可的松、醋酸氢化可的松或色甘酸钠滴眼剂，其不仅可抑制炎症过程的早期表现，还能降低毛细血管壁和毛细血管膜的通透性，减少炎症的渗出。

适合治疗儿童结膜炎的中成药有哪些？

在中医学中，沙眼和结膜炎属于"暴发火眼"的范畴。中成药可选：

（1）清凉眼药膏 能消炎、抑菌、收敛，用于结膜炎、睑缘炎、沙眼、睑腺炎。用玻璃棒挑取少许药膏，点入眼睑内，一日2~3次。

（2）马应龙八宝眼膏 能明目退翳、解毒散结、消肿止痛。用于暴发火眼、目赤肿痛、沙眼刺痛、目痒流泪等。含服一次0.3克，一日3次；或外用取适量，用蒸馏水溶解后，点入眼睑内，一日2~4次。

（3）风火眼药 能清热解毒，退翳明目，用于暴发火眼、翳膜遮睛、沙眼。用点眼棒蘸凉开水后沾药点入眼角内，闭目，使药布于全目，点后避风，一日3次。

此外，中医学治疗眼病的中成药还有拨云眼膏、眼药锭、五黄膏等外用；内服药物有银翘解毒丸、牛黄解毒丸、牛黄上清丸、牛黄解毒片等。

孩子最近"烂眼边"，家长该怎么办？

睑缘炎俗称"烂眼边"，是发生在睑缘皮肤、睫毛囊及腺体的慢性炎症。它有3种类型：

（1）鳞屑性睑缘炎 有瘙痒及异物感，在睫毛间及根部散有白色鳞屑，除去鳞屑后，下面的皮肤有轻度充血，睫毛易脱落，但可再生长。

（2）溃疡性睑缘炎 干燥、微痒及轻微疼痛，睑缘红肿、肥厚，睫毛根部有黄色结痂，去痂后可见小脓点和溃疡。睫毛囊常受累，因此睫毛脱落后不再生。睑缘瘢痕收缩后，可有倒睫和下睑外翻。

（3）眦部睑缘炎　瘙痒感明显，睑内外眦部发红而糜烂，形成"烂眼边"，常伴有眼角处球结膜充血。

睑缘炎的治疗是在洗净睑缘后，选用0.5%硫酸锌、15%磺胺醋酰钠滴眼剂滴眼，一日4～6次；睡前再用0.5%红霉素眼膏、1%～2%黄降汞眼膏涂敷于眼睑，常有佳效。对睑缘溃疡严重者可用2%～5%硝酸银液涂睑缘溃疡处，1周2～3次，但切勿误入眼内。

 孩子患了麦粒肿，家长怎样用药护理？

麦粒肿俗称"睑腺炎"和"针眼"，又称睑边疖，是睑缘皮脂腺或睑板腺急性化脓性感染。健康人的眼睑有极强的抵抗力，但当疲劳、患沙眼和过度用眼时，或使用不干净的毛巾、手帕擦眼，均可诱发麦粒肿。"针眼"多见于青年人，容易复发。睑板腺开口于睑缘，细菌（葡萄球菌）可由开口处进入睫毛根部，导致皮脂腺和睑板腺感染而化脓。麦粒肿分为外表料肿、内麦粒肿。

外麦粒肿表现为睑边局部红肿、疼痛，有时可触及硬结，有压痛，如发生于眦部，常引起球结膜水肿。5天后睑缘皮肤或睑结膜上的硬结变软，出现黄白色脓点，破溃后可有脓液流出，一旦破溃，红肿和疼痛迅速消退。但严重者可发生睑脓肿或蜂窝织炎；体弱者可伴发热、畏寒。

内麦粒肿表现与外麦粒肿相同，只是由于睑板腺位于坚实的睑腺组织内，肿胀不明显，但疼痛却剧烈，同时炎症的时间较长。

对早期感染局部用3%硼酸溶液热敷，外涂红霉素眼膏，0.1%利福平溶液滴眼。中药可取蒲公英30克、菊花9克，水煎服，一日2次；口服药可选抗生素，如红霉素、阿奇霉素、罗红霉素、阿莫西林、头孢拉定等。

待化脓后应切开排脓，外麦粒肿在皮肤面平行睑缘切开；内麦粒肿在睑结膜面垂直睑缘切开。

孩子患了角膜炎，家长怎样用药护理？

角膜位于"黑眼珠"的表面，稍突出而透明，与房水、晶状体一起构成眼的折光系统。角膜因外伤、病毒感染、组织改变而引起炎症和溃疡称为角膜炎，俗称"眼疮"，是常见的眼病，发病率高，危害性大，约占致盲原因的30%。

角膜炎常先有角膜外伤史，后继发炎症，角膜上先出现灰白色浸润小点状块，稍隆起，数日后形成溃疡，并有血管翳、睫状体充血，伴有疼痛、畏光、流泪、眼睑痉挛、视力减退等。

严重的角膜炎者可伴有虹膜炎性反应，瞳孔缩小、对光反射迟钝，甚至前房积脓。严重时角膜溃疡可被穿破，使房水外流、虹膜脱出。

轻度角膜炎者选用0.25%氯霉素、0.5%红霉素、地塞米松－庆大霉素滴眼剂、10%~30%磺胺醋酰钠滴眼剂（任选其一）滴眼，一日4次；对病毒感染者加滴碘苷（疱疹净），每1~2小时给予1次。严重的角膜炎者，可于球结膜下注射青霉素10万IU（稀释于生理盐水0.5毫升）；绿脓杆菌感染者，球结膜下注射庆大霉素4万单位，一日1次。对溃疡面较大或溃疡较深者，应选1%阿托品滴眼剂或眼膏散瞳，以防出现虹膜炎症。对久治不愈的溃疡，可用5%碘酊或苯酚液（石炭酸）涂于溃疡面，随即用生理盐水冲洗，再涂红霉素眼膏包扎，但勿伤及健康角膜。

孩子"迷眼"了，怎样处理才不会对孩子造成伤害？

眼结膜或角膜有异物时俗称"迷眼"，在生活和劳动中常见，结膜或角膜异物多由风沙、灰尘、小虫、金属碎屑、煤屑、石屑、谷粒、麦芒等入眼所致。异物常停留在睑结膜的睑板下沟、穹窿部或角膜上，少时为1个，多时为几个。异物入眼后，孩子会立即出现剧痛和异物感、睁不开眼、流泪及频繁眨眼，进而结膜充血，在结膜或角膜上可看到异物。

异物入眼后，首先要用手轻轻拉起上眼皮，使眼皮和眼球间的空隙扩大，这样反复多次后便可引起流泪，将异物冲出。不能冲出的异物，可把孩子的上眼皮翻过来，用干净纱布沾水或眼药水轻轻擦去。如果是粉末状异物，要及时用凉开水或清水冲洗。如异物嵌入结膜或角膜内，应立即到医院进行治疗。取出异物后要涂敷红霉素眼膏，然后包扎以防感染，每日更换敷料，直至痊愈。

因角膜结瘢而严重影响视力者，早期可用退翳药，如 1%~2% 盐酸乙基吗啡（狄奥宁）滴眼剂滴眼，一日 3 次，或 1% 黄降汞或白降汞眼膏涂眼，一日 3 次。一般情况下，异物取出后稍有疼痛，几小时后就会减轻。若疼痛越来越重，不能忍受，要警惕角膜伤口感染，应立即到医院就诊。

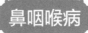

鼻咽喉病

孩子嗓子痛，是得了咽炎吗？

咽炎俗称嗓子痛，是发生在咽喉黏膜、黏膜下及淋巴组织的弥漫性炎症，常分为急、慢性咽炎。急性咽炎发病急，多继发于急性鼻炎或鼻窦炎，病变波及整个咽腔，也可局限一处。致病菌以溶血性链球菌为主，其他如肺炎双球菌、金黄色葡萄球菌、流感病毒也可致病，也或许是麻疹、流感、猩红热的并发症。急性咽炎的表现为喉干痒、有灼热感，或轻度疼痛，迅速出现声音粗糙或嘶哑，常伴发热、干咳，或咳出少量黏液，且吸气困难，尤以夜间明显，如张口检查可见咽部红肿充血，颈部淋巴结肿大。

慢性咽炎多由急性咽炎反复发作、过度使用声带或吸烟等刺激所致；全身慢性病，如贫血、便秘、下呼吸道炎、心血管病也可继发。常见咽喉不适、干燥、发痒、疼痛或异物感，总想不断地清嗓子；有时晨起后会吐出微量的稀痰，伴有声音嘶哑，往往说一会儿话便清晰，可有刺激性咳嗽、声音嘶哑、咽部黏膜充血、悬雍垂轻度水肿，咽后壁淋巴滤泡较粗、较红，但不发热。其病程长，症状常反复，不易治愈。

含片能治疗孩子的咽炎吗？

咽喉部没有纤毛覆盖，直接暴露，便于在直视下用药，给药方法可采用涂敷、喷雾、含服或含漱等。

治疗咽炎首先要抗炎，可服用对咽喉有消炎作用的中成药；局部可含服有消毒防腐作用的含片，如溶菌酶能液化细菌胞壁，从而杀死细菌，并加快组织恢复，适用于慢性咽炎，口含一次20毫克，1～2小时给予1次；地喹氯铵（利林、克菌定）和复方地喹氯铵含片（得益），能改变细菌胞壁的通透性，妨碍细菌的呼吸和酵解，使细菌变性，减轻口咽部炎症，适用于急性咽炎。含服一次0.25毫克，每2～3小时给予1次；西地碘含片（华素片）可卤化细菌蛋白，杀菌力强，可用于慢性咽炎，含服一次1.5～3毫克，一日3～6次。

发热较重者可服阿司匹林、对乙酰氨基酚；伴感冒症状者可选服桑菊感冒片、板蓝根冲剂、双黄连口服液或双花口服液等。

急性咽炎常因肿胀或喉头水肿而致呼吸困难，可顿服地塞米松15毫克（肌内注射10毫克）和抗生素，或采用抗生素和皮质激素溶液气雾吸入，一日1～2次。

为及时清除口内潜伏的致病菌，可含漱0.5% 甲硝唑、0.1% 氯己定（洗必泰）含漱剂，一日4～6次。

孩子得了咽炎，家长可选用哪些中成药？

中医学中，咽炎属于"喉痹"，病证分为两种：其一由感受寒热之邪或肺胃有热而致，临床表现为声音不易发出，甚至嘶哑、咽喉肿胀、疼痛、干燥、有灼热感觉，咽东西不畅，伴有口干、舌燥、大便干结且难以排出；其二由脏腑虚弱（肺阴、肾阴不足，肺脾两虚）而致，表现为声音嘶哑时间较长，体虚乏力，咽喉部微痛，感觉热或咽喉发痒，并伴有乏力、手足热、口干等症。对感受寒热之邪或肺胃有热而致的咽炎可服用穿心莲片、金莲花冲剂、清咽丸、利咽解毒颗粒，含服复方草珊瑚含片、复方瓜子金含片、金果含片、含化上清片，外用以冰硼咽喉散、喉康散、青黛散、西瓜霜喷布咽部；对脏腑虚弱而致的咽喉病可选用铁笛丸、复方青果冲剂、藏青果冲剂、玄麦甘桔含片或胶囊等。

哪些中成药适用于得了慢性咽炎的孩子？

慢性咽炎，中医学称它为"慢喉痹"，根据表现分为肺阴虚、肾阴虚两型，可辨证选用中成药。

（1）**肺阴虚型**　表现有咽喉干燥、咽痒、咳嗽、发声不扬、讲话乏力，时有"吭""咯"动作，可选用养阴清肺膏，能养阴清肺、清肺利咽，用于咽喉干燥、疼痛、干咳少痰。口服一次 10～20 毫升，一日 2～3 次。或铁笛丸，它能润肺利咽、生津止渴，用于咽干口燥、声音嘶哑、咽喉疼痛。口服或含化一次 2 丸，一日 2 次。

（2）**肾阴虚型**　咽部微痛、灼热、头晕、眼花、心烦、失眠、五心烦热、盗汗、腰膝酸软，可选用六味地黄丸，能滋阴补肾，用于肾阴虚的慢性咽炎患者。口服大蜜丸一次 1 丸，一日 4 次。其他剂型有小蜜丸、浓缩丸、水丸、软胶囊等。或服用清咽丸，能清热利咽，用于声哑失音。口服或含化，一次 2 丸，一日 2～3 次。

孩子的急性扁桃体炎又发作了，怎么办？

扁桃体位于咽喉两侧，在舌头的左右各有一个"肉疙瘩"，即是扁桃体。急性扁桃体炎是腭扁桃体的炎症，往往同时又有不同程度及范围的急性咽炎，十分常见。根据病情分为急性卡他性扁桃体炎和化脓性扁桃体炎，致病菌是溶血性链球菌、葡萄球菌、肺炎球菌，腺病毒也可引起，常见的为细菌和病毒混合感染。

慢性扁桃体炎多由急性扁桃体炎反复发作或因隐窝引流不畅，窝内细菌、病毒感染所致，患急性传染病（猩红热、麻疹、流感、白喉等）后可引起慢性病变，鼻腔及鼻窦感染也能并发。其发生变态反应时，如风湿性关节炎、风湿热、心脏病、肾炎等也能诱发。发病多在春秋季，当身体受凉、疲劳、抵抗力下降时，可反复发作，儿童和青壮年的发病率较高。

（1）**急性扁桃体炎** 起病急剧，有畏寒、发热、头痛、咽痛，甚至吞咽困难，有时出现反射性耳痛；扁桃体红肿，有黄白色点状渗出物，或融合成苔膜；腭弓、咽黏膜、软腭和悬雍垂充血，有时出现水肿。咽后壁淋巴滤泡也充血肿胀，可有小白点，下颌角后下淋巴结肿大，并有压痛，血白细胞计数增多。

（2）**慢性扁桃体炎** 有急性扁桃体炎反复发作史，咽部不适、轻度梗阻感或异物感；扁桃体肥大或缩小，表面不平，在舌腭弓上用压舌板挤压扁桃体，可有脓性分泌物自陷窝口溢出，下颌角后下淋巴结肿大。

急性期宜适当休息，多饮水，同时选用 0.1% 氯己定（洗必泰）溶液或复方硼砂溶液（杜贝液）漱口，一日 4 次；同时肌内注射青霉素、庆大霉素，或选服红霉素、头孢菌素或四环素；高热者可服解热镇痛药。

中医治疗宜疏风、清热、解毒，对咽部有消炎作用的中成药有铁笛丸、藏青果和复方藏青果冲剂、清咽丸、利咽解毒冲剂、双黄连口服液、穿心莲和金银花片。

孩子得了急性咽炎，怎么办？

急性咽炎是指咽黏膜、黏膜下组织和淋巴组织的急性炎症，常为上呼吸道感染的一部分，多继发于急性鼻炎、鼻窦炎。病变常波及整个咽腔，也可局限一处，致病菌以溶血性链球菌为主，肺炎球菌、金黄色葡萄球菌、流感嗜血杆菌、病毒皆可致病。也是麻疹、流感、猩红热等传染病的并发症。

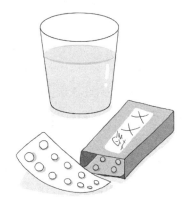

急性咽炎后喉内有干痒、灼热感，或有轻度喉痛，迅速出现声音粗糙、嘶哑，并常伴有干咳或咳出少量黏液。有时吸气困难，尤以夜间比较明显。

急性咽炎者可用复方安息香酊、1% 樟脑薄荷醑蒸气雾化吸入。喉内有明显瘙痒或咳嗽时，可喷入 1% 丁卡因溶液；喉内水肿、有吸气困难者，可喷入 1% 麻黄素液或地塞米松 – 麻黄素溶液。对咳嗽剧烈者可给予镇咳剂或祛痰剂；烦躁不安者，给予异丙嗪（非那根）12.5～25 毫克或地西泮（安定）5～10 毫克口服。

对严重病例并有发热者，医生指导应用抗生素（红霉素、阿奇霉素、头孢菌素），同时顿服地塞米松（氟美松）2～5 毫克，之后一次 0.75 毫克，一日 2 次，连续 3 天。呼吸困难时，给予氧气吸入。

治疗孩子慢性鼻炎，有妙法

慢性鼻炎是一种常见的鼻黏膜和黏膜下的慢性炎症，常由反复发作的急性鼻炎、鼻窦炎或因高温、干燥、寒冷、烟、粉尘和化学气体的长期刺激所致。分为单纯性、肥厚性、萎缩性 3 种。

（1）**单纯性鼻炎**　双侧鼻腔交替性不通气，在夜间加重，有少量黏液性鼻涕，下鼻甲黏膜肿胀、表面光滑，对 1% 麻黄素溶液反应良好。

（2）**肥厚性鼻炎**　有较重的持续性鼻塞，嗅觉不灵敏，说话有鼻音，因有大量黏液性分泌而不易擤出。同时可伴有头晕、耳鸣、听力下降，对 1% 麻黄素溶液的反应很差或几无反应。

（3）**萎缩性鼻炎（臭鼻症）**　有鼻塞、鼻臭、鼻干、嗅觉迟钝、鼻出血，有脓性黏稠分泌物或干痂，常伴有头痛；鼻甲及鼻中隔前方黏膜干燥或有薄膜脓痂，鼻甲缩小、鼻腔宽大，脓痂很多且极臭。

对单纯性鼻炎者，可选 3% 弱蛋白银溶液或 1% 麻黄素 – 呋喃西林滴鼻液（呋麻）滴鼻，一日 3 次。对肥厚性者可在下鼻甲黏膜内注射硬化剂，或下鼻甲黏膜表面烧灼；黏膜过厚者，作下鼻甲部分切除。对萎缩性鼻炎者，可选用复方薄荷油滴鼻剂，或 10% 鱼肝油滴鼻剂滴鼻，一日 3 次。

中医学对鼻炎按实证、虚证而治。实证可选的中成药有鼻通宁滴剂、辛夷鼻炎丸、鼻窦炎口服液、鼻炎片；虚证可用通窍鼻炎片。

孩子喷嚏不断，过敏性鼻炎又发作了，哪些中成药疗效好？

中医学将过敏性鼻炎称为"鼻鼽"，鼽即鼻出清涕之意，以突发和反复发作性鼻塞、鼻痒、喷嚏、流清涕为主要症状，常有过敏史。中医学还认为，其病主要在肺，但与脾、肾有密切关系。根据其表现而分三型，并辨证选用中成药。

（1）风热犯肺、湿热郁鼻型　患者鼻痒打喷嚏、鼻塞不通、鼻流浊涕或清涕、嗅觉减退，可选用千柏鼻炎片，能清热解毒，活血祛风，用于急、慢性鼻炎、过敏性鼻炎、鼻窦炎及咽炎，口服一次3～4片，一日3次。

（2）肺气虚损、感受风寒型　患者鼻痒难忍，喷嚏连连，继之清水样处涕量多，鼻塞不通，嗅觉减退，遇风冷易发作，反复发作，可选用通窍鼻炎片。能益气、祛风、通窍，用于体虚自汗、反复感冒、鼻塞、流涕。口服一次5～7片，一日3次。

（3）风热犯肺、胆经郁热型　患者打喷嚏、鼻痒、流浊涕、舌苔薄、脉浮数，可选用藿胆片。能芳香化浊、宣通鼻窍、清肝胆实火。用于鼻窦炎、过敏性鼻炎。口服一次3～5片，一日2～3次，儿童酌减。此外，用于鼻鼽的中成药还有鼻炎口服液、鼻通宁滴剂、鼻炎滴剂（喷雾型）、辛夷鼻炎丸等。

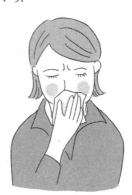

口腔病

孩子口腔溃疡复发，怎样治疗才有效？

复发性口疮，又称为口腔溃疡，是慢性的口腔黏膜小溃疡，深浅不等，为圆形或椭圆形损害，可反复或周期性复发。胃肠功能紊乱、体内缺乏锌铁、精神紧张、睡眠不足、肠道寄生虫症、局部创伤等因素常诱发溃疡。

口疮多发生于唇、颊黏膜、舌缘、齿龈等处，直径约 0.5 厘米，单个或由数个连成一片，外观呈灰黄色或灰白色，周围黏膜充血、水肿，局部有烧灼样疼痛，于进餐时加重。但溃疡有自愈性，病程约 7~10 日。严重者此起彼伏，连绵不断。

治疗复发性口疮首先要去除诱发因素，口服维生素 B_2 及维生素 C；局部涂敷口腔溃疡膏，一日 2~3 次，地塞米松甘油糊剂或粘贴片，贴敷于患处，一次每处 1 片，一日总量不得超过 3 片。溃疡面积较大时可用 10% 硝酸银液烧灼溃疡面。同时应用 0.5% 甲硝唑含漱剂或复方甲硝唑含漱剂（口泰）含漱，于早、晚刷牙后含漱，一次 15~20 毫升，连续 5~10 天为 1 个疗程。

中医学认为，口疮是虚火上犯或兼挟湿热，中成药可外敷冰硼咽喉散、冰硼散、养阴生肉、爽口托疮，有清湿泻毒、收敛生肌的作用，用时取膜贴于疮面，一日 2~3 次。口服可选黑参丸，一次 1 丸，一日 2 次。

去除口臭有方法，避免孩子小尴尬

口臭几乎是每个人都有的问题，虽不是病，但时常让人感到尴尬。引起口臭的原因多与口腔病有关，如龋齿、牙周炎、牙龈出血、牙髓坏疽、牙槽流脓、肿瘤、坏死性龈炎等。如果口腔内堆积污物过多，经细菌的作用腐败发酵，也可产生难闻的臭味。

口腔附近组织的疾病，如化脓性扁桃体炎、萎缩性鼻炎、上颌窦炎、胃溃疡、胃下垂、食管癌、肺结核、肺脓肿、糖尿病等也可引发口臭；消化不良常会因食物发酵而产生臭味；进食葱、蒜、芥末也有特殊的臭味。传染病或高热患者，由于口腔内唾液分泌减少、口腔不洁、舌苔增厚，口内也会有臭味。

治疗口臭，首要清除引起口臭的原因。如果因口腔病引起则应治疗；要讲究口腔卫生，早晚刷牙，饭后漱口，特别要注意将牙缝里的食物残渣清洗干净。最好常用盐水漱口，或用 0.1%~0.5% 甲硝唑液、0.1% 醋酰氯己定（洗必泰）液漱口，一次 20~30 毫升，一日 2~3 次，连续 10 天为 1 个疗程。

孩子持续牙痛，是得了急性牙髓炎吗？

牙髓是牙髓腔内的软组织，有丰富的神经、血管和疏松的结缔组织，其周围全是牙齿硬体，牙髓的血管是通过一个很小的根尖孔进出牙髓，很容易堵塞。当龋齿发展时，由深龋沿内的细菌及其毒素侵入牙髓腔，引起牙髓炎。当牙髓发炎时，其渗出物引流不畅，会造成牙髓红肿、充血、压力增加。

急性牙髓炎时牙齿有自发的阵发性跳痛，或持续性锐痛，并向同侧耳颞部或面颌部放射，患者多不能确切指出病牙，似乎邻近的牙齿全痛，于夜间疼痛加剧。牙髓炎早期对温度显著敏感，遇冷、热、震动刺激均可引起疼痛。牙髓化脓时，疼痛更加剧烈，但口含冷水可使疼痛缓解。

急性牙髓炎时对疼痛剧烈者可服阿司匹林、对乙酰氨基酚、氨酚待因片。同时针刺合谷、牙痛穴，上牙配下关，下牙配颊车。另外，清除龋洞腐质，放入蘸有丁香油、牙痛水或 2% 碘酊的小棉球，有暂时止痛消炎的作用。

牙不痛时抓紧去医院开髓引流减压。待炎症消退后，可行干髓或根管治疗。

孩子牙龈出血，是得了牙龈炎吗？

牙龈是个娇嫩的组织，粉红或橘红色并有丰富的血管，其边缘紧紧贴住牙齿颈部，形成一条波浪式曲线，且在牙齿间构成一条环状 1~2 毫米宽的牙龈袋（小沟），牙齿与牙龈之间又存在一条自然的缝隙。由于用餐后食物残渣易在牙缝和牙龈袋内堵塞，钙质也在沉积，同时细菌和厌氧菌又在此大量繁殖，最终形成牙垢、牙石和斑块，紧贴在牙齿内侧和牙龈上，长期刺激牙龈，引起红肿、疼痛、溃烂、出血、发臭和发炎，同时牙龈变成暗紫色，形成慢性牙龈炎。

对发炎的牙龈可选 2% 碘甘油、0.5% 聚维酮碘（碘伏）溶液涂敷，一日 2~3 次；或用甲硝唑口颊片尽量贴近牙龈含服，一次 3 毫克，于餐后含服，一日 3 次，临睡前加含 1 片，连续 4~12 日。

要养成良好的生活习惯，餐后或睡前宜漱口，可选 0.1% 氯己定（洗必泰）溶液、1.5% 过氧化氢（双氧水）溶液、0.5% 甲硝唑含漱剂或复方甲硝唑含漱剂（口泰）漱口，一日 4~6 次。并及时清除牙石和牙垢。牙龈出血者可补充维生素 C。中成药可选牙痛药水，可止痛杀菌。外用以棉签蘸药水涂敷牙龈部。或口服齿痛消炎灵冲剂，以开水冲服，一次 20 克，一日 3 次，首剂加倍。

荨麻疹

 孩子得了荨麻疹，家长该怎样用药护理？

（1）**口服抗过敏药**　盐酸异丙嗪（非那根）可降低血管的通透性，对治疗皮肤黏膜的变态反应效果良好，治疗荨麻疹效果较好，口服一次 6.25～12.5 毫克，一日 1～3 次。氯苯那敏（扑尔敏）对抗过敏作用超过异丙嗪（非那根）和苯海拉明，且对中枢神经系统的抑制作用较弱，口服一次 4～8 毫克，一日 3 次；同时宜合并口服维生素 C 及乳酸钙、葡萄糖酸钙片等。对伴随血管性水肿的荨麻疹，可选用赛庚啶（普力阿可定）。口服 6 岁以下儿童一次 1 毫克，6 岁以上儿童一次 2 毫克，一日 2～3 次。对病情严重者推荐口服西替利嗪（仙特敏、赛特赞）、阿司咪唑（息斯敏）、咪唑斯汀（皿治林、尼乐）、氯雷他定（克敏灵）或地洛他定（地恒赛、信敏汀、芙必叮）。对急性者或伴有胃肠道症状时，酌情口服泼尼松等。

（2）**局部用药**　选择具有止痒和收敛作用的洗剂，如薄荷酚洗剂（含薄荷、酚、氧化锌、乙醇）或炉甘石洗剂涂敷，一日 3 次。

（3）**中成药**　中医学将过敏症分为风寒、风热、胃肠实热、气血两虚等证型。在治疗上多采用疏风散寒、疏风清热、疏风解表、调补气血、通腑泄热、清热解毒等方法，可选服防风通圣丸、二妙丸、皮痒冲剂。防风通圣丸可以解表通里、清热解毒，常应用于外寒内热表里具实的湿疹、荨麻疹。二妙丸可燥湿、清热、解毒，多在荨麻疹、湿疹或皮肤和全身瘙痒时应用。皮痒冲剂能祛风活血、除湿止痒，可用于各种原因所致的瘙痒。

脓疱疮

治疗孩子脓疱疮，为什么只选外用药？

因为体表血循环较微弱，在局部达不到有效药物浓度，且同时还带来许多不良反应，口服抗菌药物对治疗脓疱疮的帮助不大，不如外用药作用直接。因此，治疗上仅以使用外用药涂敷为主。用药时，多分为脓疱期、结痂期。

（1）脓疱期　先用75%乙醇消毒，应用无菌针头将脓疱刺破，吸出分泌物后用0.02%～0.1%高锰酸钾液或0.1%苯扎溴铵（新洁尔灭）溶液清洗。然后涂敷0.25%～0.5%聚维酮碘（碘伏）溶液、2.5%碘甘油。高锰酸钾（灰锰氧）液遇到有机物即放出新生态氧而有杀菌作用，其杀菌力极强，在发生氧化作用的同时，还原生成二氧化锰，后者与蛋白质结合而形成蛋白盐类复合物，此复合物和高锰离子都具有收敛作用。

小贴士

（2）结痂期　应先去痂，再按上法治疗，还可涂敷0.5%克林霉素膏、复方新霉素软膏、莫匹罗星（百多邦）软膏、杆菌肽软膏等，任选其一。

对皮疹广泛、淋巴结肿大或伴随有全身感染的症状者可酌情应用抗生素，应依据脓液细菌培养结果而定，选择青霉素肌内注射，一次80万～160万IU，一日3～4次；或口服罗红霉素，或选用蒲公英50克、地丁50克、黄连50克，煎制成200毫升液体，浸润棉花或纱布，湿敷于患处，一次20分钟，一日3次，连续3天。

哪些中成药能治疗孩子的脓疱疮？

根据临床表现，中医学将脓疱疮分为热毒蕴结、暑热侵淫两型，并对症选药进行治疗。

（1）**热毒蕴结证**　可见局部皮肤红肿、热痛、顶端有脓栓或无脓栓、患者体质壮实，伴有轻微发热、口渴、尿黄、便结、舌苔黄、脉数等症。可选用：① 如意金黄散，能消肿止痛，用于疮疡初起、红肿热痛。用清茶调敷，还可用醋或黄酒调敷，直接涂患处，或摊于纱布上贴于患处，一日 2～3 次；②三黄膏，能清热解毒、消肿止痛。用于疮疡初起，红肿热痛，将软膏直接涂敷患处或摊于纱布上贴于患处，每隔 1～2 日换药 1 次；③小败毒膏，能清热解毒、消肿止痛，用于疱疡初起、红肿热痛，口服一次 10～20 克，一日 2 次；④泻毒散能清热解毒，用于疮疡初起、红肿热痛。外用以蜂蜜或醋调敷患处。此外，还可选用消炎解毒丸、龙珠软膏、疮炎灵软膏、紫草膏。

（2）**暑热浸淫证**　多发生于夏秋季节，以儿童及妇女为多见，可有发热、口渴、便结、尿赤、舌苔腻、脉滑数等症。可选用消炎解毒丸、龙珠软膏、紫草膏、如意金黄散等。

怎样抚平孩子的"青春痘"？

寻常痤疮俗称"粉刺"或"壮疙瘩"，多自青春期发病，男生从 15 岁、女生从 12 岁开始，到 20 多岁才缓慢停止，少数人可延迟至 30 多岁。因此，常有"青春痘"之称。治疗痤疮宜以口服药为主，外用药为辅。

[1]　对皮脂腺分泌过多所致的丘疹型、寻常型痤疮可首选 2.5%～10% 过氧化苯酰凝胶（斑赛、碧波、酰舒）涂敷患部，一日 1～2 次。

[2]　对轻、中度寻常型痤疮可选 0.025～0.03% 维 A 酸霜剂或 0.05% 维 A 酸凝胶剂（维特明）外搽，一日 1～2 次。于睡前洗净患部，连续 8～12 周为 1 个疗程，可显著减轻炎症对皮肤的损害。

[3]　对合并细菌感染或炎症突出的痤疮，轻中度者可选维 A 酸和克林霉素磷酸酯凝胶外用治疗。对痤疮伴感染显著者可应用红霉素－过氧苯甲酰凝胶（必麦森）、1% 克林霉素磷酸酯凝胶（克林美）或溶液涂敷，一日 1～2 次。对中、重度痤疮（1～3 级）伴感染显著者推荐可选 0.1% 阿达帕林凝胶（达芙文），一日 1 次，并口服米诺环素（美满霉素）、多西环素（强力霉素）或罗红霉素（罗力

得、严迪、罗迈欣、欣美罗），其中米诺环素一次 50 毫克，一日 2 次，连续 10 天为 1 个疗程，严重者可连续 2～3 个疗程，但每疗程间停药 2～3 天。

④ 对囊肿型痤疮推荐口服维胺酯（维甲灵）胶囊，一次 50 毫克，一日 3 次，其可促进上皮细胞分化，有较好的疗效。或异维 A 酸（保肤灵），推荐剂量为一日 0.1 毫克 / 千克体重，连续 4～6 个月后，改为外用涂敷维持以控制复发。

⑤ 锌在体内合成激素的过程中起到一定作用，每日补充 30～40 毫克有助于减轻炎症并促进痤疮愈合，可选葡萄糖酸锌一次 10～20 毫克，一日 2 次。

哪些中成药能帮助孩子"去痘"？

中医学将痤疮分为肺经风热、肠胃湿热和脾失健运三型，可选用中成药治疗。对皮肤有丘疹型损害者可服防风通圣丸，对伴多形皮损者可服丹栀逍遥丸，对伴发便秘者可服栀子金花丸，一次 1 丸，一日 2 次。对湿热血瘀者可服清热暗疮丸，或口服当归苦参丸。

（1）当归苦参丸 能活血化瘀，清热除湿。适用于面生粉刺疙瘩，或有脓疱者。口服，成人一次 1 丸，儿童 1/3～1/2 丸，一日 2 次。

（2）清热暗疮丸 能清热解毒，凉血散瘀，适用于痤疮。口服成人一次 2～4 丸，一日 3 次，连续 14 日为 1 个疗程；片剂成人一次 2～4 片，儿童一次 2～3 片，一日 3 次。

（3）金花消痤丸 能清热泻火，解毒消肿。适用于肺胃热盛所致的痤疮、粉刺、口舌生疮、胃火牙痛、咽喉肿痛、目赤、便秘、尿黄等症。口服成人一次 4 克，儿童一次 2～3 克，一日 3 次。用于痤疮的其他中成药还有化瘀祛斑胶囊、百癣夏塔热片等。

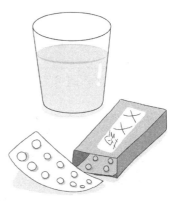

冻伤

冻伤或冻疮是一回事吗?

冻伤、冻疮在冬季很常见,尤其是在北方、青藏高原等寒冷地带,但两者常常混为一谈。冻伤为全身或局部组织的损伤(包括全身冻僵),冻疮的炎症较为局限也轻微,但两者可能同时存在。近年来,从南方到北方务工者由于气候不适而患病的明显增多。三九严冬,人体长时间受到寒冷(10℃以下)的侵袭,外露的皮肤受到冷冻的刺激,散热增加,为了维持体温而增加产热,表现为寒战,为减少散热而皮下的小血管(动脉)发生痉挛而收缩,静脉淤血,导致血液循环发生障碍而流通不畅。同时体内产热相对不足,时间一长则造成皮肤缺血或缺氧,导致全身或局部的血液淤滞、体温降低而造成局部冻结。

冻伤也可能因衣着过少、鞋袜过紧、捆扎止血带而加重。人体在过度疲劳、醉酒、饥饿、失血、虚弱、营养不良后抵抗力降低,也极易引起冻伤。此外,体表潮湿和手足多汗可加速体表散热,这类人群比常人更易发生冻伤。

冻疮多见于手足、耳廓、面颊、鼻尖等暴露部位,常对称双侧发生,也可有单侧。其中女性较男性多发,儿童较成人多发,户外工作者较室内工作者多发。但到春季可自然缓解。

孩子冬天雪地贪玩,局部冻伤(疮)了,该如何选药治疗?

对1度冻疮者选用10% 樟脑软膏涂敷患部,一日2次。或以肌醇烟酸酯软膏涂敷患部,一日1~2次。对1~2度冻疮者可涂敷10% 辣椒软膏、10% 氧化锌软膏或冻疮膏等。对局部发生水疱和糜烂者,可涂敷10% 氧化锌软膏或乳酸依沙吖啶(利凡诺)氧化锌糊剂,对发生溃烂而感染者,局部以0.02%高锰酸钾溶液浸泡后清除溢出的黏液后涂敷溃疡膏、1%红霉素软膏、0.5%林可霉素软膏(绿药膏)或10%鱼石脂软膏,以控制细菌的感染。

口服用药可考虑烟酸,其扩张血管促进血液循环,吃药后可感觉局部和面部

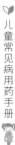

有温热感，用时一次 50~100 毫克，一日 1~3 次。另外，维生素 E 可促进肌肉生长，也可选用一次 50~100 毫克，一日 1~3 次，连续 3 个月。对瘙痒严重者宜加服抗过敏药，如氯苯那敏（扑尔敏）或赛庚啶，一次 2~4 毫克，一日 2 次。

中医学将冻疮的治疗分为内治和外治。所谓外治是在冻疮初始时，轻者以揉搓法、温浴法来疏通气血；日久冻僵者，可涂敷风痛灵搽剂；内治可服用当归四逆汤。

民间常用姜汁或辣椒水涂敷；或以红霜茄子秸连根拔起洗净，煎汤泡洗患部 0.5 小时，一日 2 次；或用马勃 1 块涂敷破溃处，一日更换 1 次。

孩子夏天起痱子了，家长该怎样护理？

由于痱子常表现在体表、头颈，因此治疗上常以外用药涂敷和撒布为主。可用痱子粉或痱子水（分成人、婴儿两种）外扑，或用 1% 薄荷炉甘石洗剂、炉甘石洗剂涂敷，一日 2~3 次。对脓痱选用 2% 鱼石脂炉甘石洗剂外搽，一日 2~3 次。

中成药常用六一散冲水来代替茶饮，或用水调成糊状涂敷。选用痱子粉撒布来除湿止痒，用温水将出汗处洗净，扑擦患处。

对感染较重的脓痱，为控制感染可在医生指导下服用抗生素，如阿莫西林、氨苄西林、罗红霉素、头孢氨苄（先锋 4 号）或头孢拉定（先锋 6 号），或局部涂敷莫匹罗星膏（百多邦）。

民间还将新鲜的黄瓜切片，轻轻地擦拭痱子，一日 3~4 次；或取大黄 10 克、冰片 3 克加入 75% 酒精 100 毫升中，涂敷于痱子上。一旦形成脓痱，可用蒲公英 50 克、地丁 50 克，煎汤 500 毫升外洗，一日 2 次。

孩子得了头癣，必须服药吗？

是的。治疗头癣必须服用抗真菌药。抗真菌药可以抑制真菌细胞膜的固醇、麦角甾醇的合成过程，或使真菌细胞膜通透性增加，抑制和杀伤真菌细胞。可选服的药有 4 种：灰黄霉素一日 10~15 毫克 / 千克体重，分 2~3 次服，连续 2~3

周；酮康唑（里素劳）儿童一日 3.3 毫克 / 千克体重，与早餐一起服下，连续 1 ~ 3 个月为 1 个疗程；特比萘芬（兰美舒、疗霉舒、丁克）成人一日 250 毫克（分 1 ~ 2 次），连续 2 ~ 4 周；2 岁以上体重大于 20 千克体重，一日 62.5 毫克；体重 20 ~ 40 千克体重，一日 125 毫克；体重大于 40 千克体重儿童剂量同成人。局部外用咪康唑（达克宁）软膏剂涂敷，一日 2 次。

孩子得了足癣，该怎样治疗？

水疱型脚癣可外搽复方苯甲酸酊、十一烯酸软膏，或用 10% 冰醋酸溶液浸泡或应用 1% 特比萘芬霜剂、咪康唑霜剂，外用涂擦，一日 1 ~ 2 次，连续 2 ~ 4 周。

对间擦型、糜烂型脚癣应尽量保持干燥，注意保护创面，避免水洗或使用肥皂，不要搔抓，可先用 0.1% 利瓦诺（雷佛奴尔）液或 3% 硼酸液浸泡后涂敷含有 5% 水杨酸或 5% ~ 10% 硫黄的粉剂，无明显糜烂时，可应用足癣粉、足光粉、枯矾粉，或局部涂敷复方水杨酸酊或复方土槿皮酊，一日 3 ~ 4 次，连续 15 天，在渗出不明显时，可用 10% 水杨酸软膏按常规包扎，每 2 日换药 1 次，连续 3 ~ 4 次。

对鳞屑型和角化型足癣可用复方苯甲酸软膏、3% 克霉唑软膏、2% 咪康唑霜剂、10% 水杨酸软膏或应用 1% 特比萘芬霜剂，外用涂擦，一日 1 ~ 2 次，连续 2 ~ 4 周，或应用包扎治疗，每 2 日换药 1 次，连续 3 ~ 4 次。角化皲裂型足癣推荐口服抗真菌药治疗，但依曲康唑、特比萘芬对水疱型足癣不如外用药效果好；不提倡糜烂型足癣使用。另对单纯外用药效果不好的足癣者，可口服抗真菌药，如伊曲康唑、特比萘芬或氟康唑。伊曲康唑一日 0.2 ~ 0.4 克，连续 1 周，若为角化皲裂型足癣，可延至 2 周；特比萘芬一日 0.25 克，连服 7 天；氟康唑 0.15 克，一周 1 次，连服 3 ~ 4 次。

对有细菌感染而化脓的足癣者，推荐应用抗菌药物（红霉素、左氧氟沙星），控制感染后再治疗足癣。

手癣在治疗上与足癣一样吗？

手癣又称为掌风，为发生在手掌、手指外的光滑皮肤的浅部真菌感染，多继发于足癣。手癣与脚癣相同，依致病真菌种类和患者体质、表现的区别，也分为5种类型（间擦型、水疱型、鳞屑型、角化型和体癣型）。往往几型同时存在，仅以某个类型比较显著。

手癣的用药与脚癣相同，可选用复方苯甲酸搽剂、3%克霉唑乳膏、2%咪康唑霜剂、5%水杨酸酒精或复方苯甲酸软膏、复方十一烯酸软膏涂敷，一日1~2次。或1%特比萘芬霜外用涂擦，一日1~2次，连续2~4周。

治疗手癣的最佳方法是采用药物封包，睡前选用10%水杨酸软膏、复方苯甲酸软膏、20%尿素乳膏（可任选其一）涂敷于手上，按摩5分钟，用塑料薄膜和3层纱布包好，每隔1~2日换药1次，连续1~2周。

怎样治疗孩子的体癣？

体癣或股癣在原则上以外用药治疗为宜，但以部位不同而分别选药。如对发生在面部、儿童躯干、四肢的体癣，可选用3%克霉唑乳膏、1%益康唑乳膏、2%咪康唑乳膏（达克宁）或复方苯甲酸软膏涂敷，一般于1周左右获效，连续2~4周可以痊愈。对成人躯干、四肢的体癣，可选用复方苯甲酸酒精、复方十一烯酸软膏，或1%特比萘芬乳膏、1%联苯苄唑乳膏涂敷，一日1~2次，连续1~2周。

股癣者可涂敷20%土槿皮酊或复方土槿皮酊，一日2~3次，连续15天；轻症可涂敷复方十一烯酸软膏（脚气灵），或复方苯甲酸酒精与复方苯甲酸软膏（魏氏膏），早、晚交替使用，一般于2周痊愈。对由红色毛癣菌所致的泛发性体癣，常用白及、槟榔、土槿皮各5克，百部10克、斑蝥0.3克、60%酒精100毫升，浸泡后过滤，外用涂敷，一日4~5次。

对体癣范围较广泛、炎症显著或外用药疗效不佳者，可服用灰黄霉素，一次 0.3～0.4 克，一日 2 次，连续 2～4 周；或特比萘芬，成人推荐剂量为一日 250 毫克（分 1～2 次），连续 2～4 周。

怎样治疗孩子的雀斑？

目前治疗雀斑几无特效药，但常用的脱色药可以尝试一下，可能会减弱色素。首选 0.1% 维 A 酸软膏（维特明）或 3% 对苯二酚（氢醌）霜涂敷，一日 3 次，连续 8～12 周；也可选用 5%～10% 氯化氨基汞（白降汞）软膏或 3%～10% 过氧化氢液（双氧水）涂敷，一日 3 次，一般连续用药 4～6 周方可明显见效。

辅助用药可口服维生素 C，一次 0.2～0.4 克，一日 3 次；或维生素 E，一次 50 毫克，一日 3 次，连续数月。中成药可选六味地黄丸，可以滋阴补肾，蜜丸一次 1 丸，片剂一次 8 片，胶囊一次 8 粒，均一日 2 次，有一定疗效。近年来应用二氧化碳激光或液氮冷冻治疗雀斑，也有较好疗效，但仅限于比较表浅的雀斑。此外，晚间睡前洗脸后，不要抹化妆品，将 1 粒 5 毫克的维生素 E 胶丸用针刺破，挤出其液放在掌心，揉匀后，在面部雀斑处反复擦拭按摩片剂，每晚 1 次，1 个月即明显见效。同时，维生素 E 还能促使面部皮肤润滑洁白，延缓面部皮肤衰老变粗，保持青春健美。

但需要注意的是，在用药期间宜注意避光，防止日光直射面部，外出时应戴遮阳帽或打旱伞，也可在暴露部位外涂防晒膏，如氧化钛霜或 10% 对氨基苯甲酸霜。

湿疹

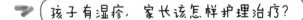
孩子有湿疹，家长该怎样护理治疗？

湿疹反复发作应同时口服用药、外部用药。

（1）**口服药品** ①抗过敏药：可选氯苯那敏（扑尔敏）、赛庚啶、克敏嗪、息斯敏、特非那定（特非那丁）等；②钙剂：乳酸钙、葡萄糖酸钙；③口服维生素C，一次200～500毫克，一日3次，连续10天为1个疗程。急性严重泛发性湿疹或湿疹性红皮病者可考虑使用糖皮质激素，如泼尼松、地塞米松等。

（2）**局部用药** 初发无渗液时，涂敷炉甘石洗剂；有渗出液并较多或有糜烂时，可用3%硼酸溶液、0.5%醋酸铅溶液，或蒲公英、野菊花、马齿苋等任选一种煎汁湿敷（冷敷），一次15分钟，一日4～6次，无渗出后可涂敷40%氧化锌油膏、0.5%呋喃西林氧化锌油、5%黄连油、去炎松尿素膏；亚急性期可选10%氧化锌糊剂、10%黑豆馏油膏等；慢性湿疹可选用皮炎宁酊，一日2次，同时配合20%尿素乳膏、10%黑豆馏油软膏涂敷，也可获得良好效果。对胼胝靴裂性湿疹不能单独应用皮炎宁酊，宜先用复方苯甲酸软膏或10%水杨酸软膏封包2～3次，待靴裂消失后，改用皮炎宁酊。

治疗期间应避免搔抓、摩擦和热水烫洗，切忌服用其他刺激性药物，忌食辛辣、鱼虾及酒。婴儿在湿疹未愈前，切勿种牛痘。

婴儿起湿疹，是"奶癣"吗？

婴儿湿疹，中医学称它为"奶癣"，通常在出生后第2周至第3个月开始发生。好发于颜面、额、头顶、四肢及皮肤皱褶部，也可累及全身。一般随年龄增大而渐轻或痊愈。但也有少数病例继续发展至儿童期，甚至成人期。

婴儿湿疹病因较复杂，既有先天的体质因素，也有后天营养失调或过多、消化不良、环境、衣着不当等因素，外部刺激都是诱发因素。病儿多是先天性过敏体质，约70%的患儿父母双方或单方有过敏性病的病史。婴儿湿疹按症状分为3型：

（1）**渗出型** 常见于肥胖型婴儿，初起于两颊，发生红斑、丘疹，常因剧痒搔抓而有多量渗液的鲜红糜烂面。严重者可累及整个面部，甚至全身。如有继发感染，

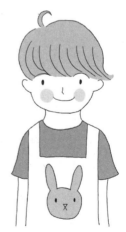

可见脓疱及局部淋巴结肿大、发热。

（2）干燥型 多见于瘦弱型婴儿，好发于头皮、眉间等部，表现为潮红、脱屑、丘疹，但无明显疹出。呈慢性时也可轻度浸润肥厚，有皲裂、抓痕或结血痂。常因阵发性剧烈瘙痒而引起婴儿哭闹和睡眠不安。

（3）脂溢型 多见于头部、耳后，产生黄色厚痂，毛发稀疏。

婴儿一旦得了"奶癣"，该怎样治疗？

[1] 口服苯海拉明一日 1~2 毫克/千克体重，分 3~4 次口服。或用氯苯那敏（扑尔敏）一日 0.35 毫克/千克体重，分 3~4 次服，同时给予葡萄糖酸钙、维生素 B_6 和维生素 C。

[2] 糜烂渗出型可用 2% 硼酸溶液冷湿敷，一次 15 分钟，一日 3~4 次，敷后再涂敷 40% 氧化锌油或复方氧化锌油（黑豆馏油 5 克、黄连素 1 克、氧化锌 40 克、花生油 54 克，磨匀），或待渗液控制或减少时改涂硼酸氧化锌糊剂、郁美净宝贝霜，一日 2~3 次。

[3] 干燥型者涂敷 2%~5% 黑豆馏油软膏、铝锌糊剂，一日 2~3 次。

[4] 脂溢型婴儿可选用 20% 氧化锌糊剂，合并口服维生素 B_2、维生素 B_6。

所有的湿疹均勿过度水洗，严禁用肥皂或热水烫洗，婴儿睡前宜将两手加以适当束缚以防婴儿抓伤自己，同时衣着应宽大、轻软和清洁，婴儿尿布应勤换洗。尽量少吃牛奶、鸡蛋等异性蛋白的食物。

治疗孩子湿疹，可选用哪些中成药？

中医学将湿疹称为湿毒疮，是由于风湿热邪客于肌肤而引起的一种常见皮肤病。根据其表现可分为三种证型。

（1）湿热浸淫证 发病急骤，初起为红色斑片及密集红色小丘疹，继之出现小水疱、破后糜烂流液，疼痒明显，常伴有身热、心烦、口渴、大便秘结、小便短赤、舌质红、舌苔薄白或黄、脉滑数（相当急性湿疹阶段）。可选用二妙丸，能燥湿清热，用于湿热下注、足膝红肿热痛、阴囊湿痒。口服成人一次

6~9克，一日2次。皮肤康洗液能清热解毒，除湿止痒。用于湿热阻于皮肤所致的湿疹。外用取适量药液，以20倍稀释后湿敷，用药15分钟后可用清水洗净，一日1~2次。

（2）**脾虚湿蕴证**　发病缓慢，皮疹色淡红或暗红，瘙痒不重，偶有少量液体渗出，常伴神疲乏力、纳食不香、腹胀便溏、舌质淡胖、苔白或白腻、脉濡缓（相当于亚急性湿疹阶段），可选用松花散。

（3）**血虚风燥证**　疗程较长，皮损粗糙肥厚，颜色暗淡或呈灰褐色素沉着，有少量鳞屑，瘙痒多呈阵发性发作，常伴口干、不思饮食、食差腹胀、舌淡苔白、脉细缓（相当于慢性湿疹阶段），可选用羌月乳膏、黑豆馏油软膏、十味乳香丸、荨麻疹丸等。

孩子用药不适，得了药疹，家长该怎么办？

一旦出现药疹宜立即寻找原因，果断停用可疑的致敏药物。多饮水或果汁，静脉滴注10%葡萄糖注射液500毫升，维生素C 1000毫克，必要时给予利尿剂或泻剂。同时口服苯海拉明、氯苯那敏（扑尔敏）、特非那定（特非那丁）、阿司咪唑（息斯敏）等，或静脉注射10%葡萄糖酸钙注射液一次10毫升，一日1次。同时合并口服维生素C一次200~500毫克，一日3次。病情重者，给予泼尼松口服一日20~40毫克，分3~4次；或氢化可的松一日100~300毫克，加入5%葡萄糖液500~1000毫升中静脉滴注。由重金属所致的药物性皮炎可考虑使用二巯丙醇、二巯丁二酸钠等解毒药。

皮炎

孩子的神经性皮炎该怎么治疗？

神经性皮炎是皮肤苔藓样变及剧烈瘙痒为特征的神经功能障碍所致的慢性瘙

痒性、肥厚性皮肤病，多见于青壮年。其病程缓慢，有时可减轻自愈，有时会加剧，或反复发作，可延时数年，故又名"顽癣"。本病病因多与大脑的兴奋与抑制功能紊乱有关，所以常伴随失眠、情绪激动等症状，饮酒、搔抓或应用热水洗烫也可能成为刺激因素而加重病情。

神经性皮炎好发于颈项，其次为肘、眼睑、骶部、外阴等处，皮损先由颈周开始，逐渐蔓延直至躯干和四肢；属于泛发性的人可遍及全身。初起患部先有阵发性瘙痒，经反复搔抓后出现米粒大小密集的多角形扁平丘疹，与皮肤同色或为淡红色或淡褐色，时间一久皮疹可增多或扩大。

神经性皮炎局部治疗可选神经性皮炎酊、煤焦油搽剂，也可应用0.5% 泼尼松龙软膏或0.075% 地塞米松软膏、去炎松－尿素乳膏涂敷，一日2次。对轻度苔藓化型可选用皮炎宁酊涂敷，一日2次。

瘙痒剧烈时可口服抗过敏药，安他乐一次25毫克，克敏嗪一次25毫克，赛庚啶一次2毫克，特非那定（敏迪）一次60毫克，6～12岁儿童一次30毫克，均一日2～3次。睡眠不佳时，可服用羟嗪（安他乐）。6岁儿童一次12.5～25毫克，一日4次。异丙嗪（非那根）0.125毫克/千克体重，或一次12.5毫克，每隔4～6小时1次。

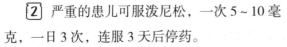
如何防范由用药所致的光敏性皮炎？

[1] 一旦出现光敏反应或光明敏性皮炎，及时查找并停用致敏药，并对症应用抗过敏药、钙剂（葡萄糖酸钙、乳酸钙）、维生素 B_2 及维生素 C，对有红斑、水肿伴明显和瘙痒者，选用炉甘石洗剂或用2.5% 吲哚美辛溶液外搽，一日3～4次。若有渗出、糜烂、结痂者，应用3%硼酸溶液或5%醋酸铝溶液湿冷敷，一次15分钟，一日3～4次。

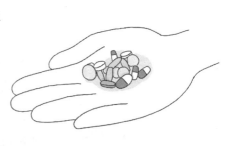

[2] 严重的患儿可服泼尼松，一次5～10毫克，一日3次，连服3天后停药。

③ 对敏感体质者服用上述药品后应注意采取遮光措施（避免强光照射、穿防护服、涂敷防护膏）。

④ 更改给药时间（睡前服药）。

⑤ 此外，还有一些食物也有光敏成分，如一些含叶绿素高的蔬菜和野菜（灰菜、苦菜）都属于光敏性食物。常见的光敏性食物还有紫云英、雪菜、莴苣、茴香、苋菜、荠菜、芹菜、萝卜叶、菠菜、荞麦、香菜、红花草、油菜、芥菜、无花果、柑橘、柠檬、芒果、菠萝等。而光敏性海鲜包括螺类、虾类、蟹类、蚌类等，在食用时也需留意规避。

 孩子晒后皮肤红斑水肿，是得了日光性皮炎吗？

日晒后仅有红斑水肿者，可不必治疗，一般 2~3 天内可自然消退。较重者治疗应以内服药为主，外用安抚止痒剂。

口服抗过敏药，如西替利嗪（仙特敏、赛特赞），6 岁以上儿童一次 5~10 毫克，2~6 岁儿童一次 5 毫克，1~2 岁儿童一次 2.5 毫克，一日 1~2 次，或咪唑斯汀（皿治林）一日 5 毫克，连续 2~3 日。重者可短期应用糖皮质激素控制症状。氯喹一次 0.125~0.25 克，一日 1~2 次，见效后可减到一日 0.125 克，也可口服羟氯喹一次 0.1 克，一日 2 次。复合维生素 B、维生素 C、维生素 B_6 辅助治疗，严重病例可口服烟酰胺。外用糖皮质激素乳膏有效，但不宜长期使用。应避免使用焦油类等潜在性光敏物质。疼痛者服镇痛剂；重症者可口服糖皮质激素，如泼尼松一日 20~40 毫克，连续 2~3 日。对红斑丘疹型可选用赛庚啶，一次 2 毫克，一日 3 次，可控制瘙痒，外用氧化锌油或铝锌糊。湿疹糜烂型在应用上述药时最好并服泼尼松，一次 5~10 毫克，一日 2 次；对痒疹苔藓型可服氯喹，一次 0.125~0.25 克，一日 1~2 次，见效后可减至一日 0.125 克或间日 0.125 克；混合型可兼顾上述治疗。

局部治疗对仅有红斑、水肿伴明显和瘙痒者，选用炉甘石洗剂或用 2.5% 吲哚美辛溶液外搽，一日 3~4 次。若有渗出、糜烂、结痂者，用 3% 硼酸溶液或 5% 醋酸铝溶液湿敷，一次 15 分钟，一日 3~4 次。同时口服泼尼松，一次 10 毫克。

宝宝的尿布性皮炎如何治疗？

尿布性皮炎有两类人群易得，首为婴儿，次为老人。这是由于尿液接触皮肤浸渍糜烂而成的皮炎。多因未及时更换被尿液浸渍的湿布，所以发病的部位多在臀部、会阴部、下腹部。人尿呈碱性并含氨，婴儿的皮肤娇嫩，长时间浸渍会使臀部皮肤出现红斑（臀红），以后出现丘疹和水疱，如表皮脱落后会有糜烂。

臀红时先用 5% 鞣酸软膏涂敷，后扑敷 5% 硼酸滑石粉，一日 2～3 次。如果皮肤上有糜烂，先用 3%硼酸溶液冷湿敷 10～15 分钟，擦干后外涂 2%龙胆紫液，一日 2～4 次。如继发感染，选用 0.1%乳酸依沙吖啶（利凡诺）溶液冷敷，然后涂敷 1%红霉素或莫匹罗星软膏（百多邦），一日 3～4 次。

为防止尿液浸渍皮肤，宜注意勤换尿布，婴儿的臀部不宜长时间浸泡，勤用温水清洗臀部，并保持干燥。

第二章

儿童用药常识

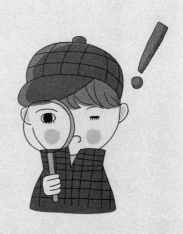

第一节　认识孩子的用药特点

 新生儿的用药特点有哪些？

[1] 新生儿出生后1周内没有胃酸的分泌，胃环境中胃液的 pH 接近中性 6.0 ~ 8.0，持续大约2周。同时，新生儿的胃排空时间（往下蠕动和往小肠排挤食物的时间）长，也需6 ~ 8个小时，蠕动也不规则，到了6 ~ 8个月才能接近成人的水平。因此，口服给药较难吸收，给药剂量难以估计。因此，建议直肠给药（灌肠、栓剂）。又因注射时皮下的脂肪和肌肉组织较少，血液循环也不通畅，建议采用静脉滴注。

[2] 新生儿血脑屏障的功能发育没有完全，因此许多药品包括镇静催眠药、镇痛药、全身麻醉药、抗生素（四环素、红霉素、氯霉素等）、容易透过血脑屏障，容易出现中毒症状。

[3] 新生儿的肝、肾脏功能没有发育完全，肝脏代谢药物（解毒的功能）的酶系统功能不足或缺乏，排尿能力也差，肾脏清除药物的功能也差，而药物在体内代谢场所主要在肝脏，如果代谢药物的酶系统不完善，由于酶系统不足或缺乏可使抗感染药物体内代谢过程发生较大变化。药物在体内灭活的速度减慢，再加上新生儿肾功能不完全，药物在体内的消除过程也延长，极易引起蓄积中毒。新生儿的葡萄糖醛酸转移酶的活性很低，服用氯霉素后药物难以灭活，使血药浓度升高，使氯霉素及毒性代谢物快速在体内聚积，进而影响新生儿心脏、呼吸、血管功能，并引起患儿全身发灰、腹胀、呕吐、呼吸不规则、紫绀、血循环障碍，引起心血管衰竭的"灰婴综合征"，严重者可发生死亡。

[4] 新生儿红细胞中缺乏葡萄糖 –6- 磷酸脱氢

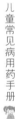

酶，在应用磺胺药和硝基呋喃类药（呋喃西林、呋喃唑酮、呋喃坦啶）时可出现溶血现象。因此应尽量避免给儿童应用。

⑤ 新生儿皮肤薄，体表面积较之成人大一些，皮肤局部用药吸收较多，注意避免引起全身中毒。

有鉴于此，对新生儿尽量少用药，小剂量，短时间，采用直肠或静脉给药。

婴幼儿期用药特点有哪些？

婴幼儿期的药物代谢比新生儿期显著成熟，但从其解剖生理特点来看，发育依然尚未完全，用药仍需予以注意。

① 口服给药时以糖浆剂为宜；口服混悬剂在使用前应充分摇匀；维生素AD 滴剂绝不能给熟睡、哭吵的婴儿喂服，以免引起油脂吸入性肺炎。

② 由于婴儿吞咽能力差，且大多数不肯配合家长喂药，在必要时可采用注射方法，但肌内注射可因局部血液循环不足而影响药物吸收，故常用静脉注射和静脉滴注。

③ 婴幼儿期神经系统发育未成熟，患病后常有烦躁不安、高热、惊厥，可适当加用镇静剂。对于镇静剂的用量，年龄愈小，耐受力愈大，剂量可相对偏大。但是，婴幼儿使用吗啡、哌替啶等麻醉药品易引起呼吸抑制，不宜应用。氨茶碱有兴奋神经系统的作用，使用时也应谨慎。

儿童期用药特点有哪些？

① 儿童正处在生长发育阶段，新陈代谢旺盛，对一般药物的排泄比较快。

② 注意预防水电解质平衡紊乱。儿童对水及电解质的代谢功能还较差，如长期或大量应用酸碱类药物，更易引起平衡失调，应用利尿剂后也易出现低钠、低钾现象，故应间歇给药，且剂量不宜过大。

③ 激素类药物应慎用。一般情况下尽量避免使用肾上腺皮质激素，如可的松、泼尼松（泼尼松）等。雄激素的长期应用使骨骺闭合过早，影响生长发育。

④ 骨和牙齿发育易受药物影响。四环素可引起牙釉质发育不良和牙齿着色

第二章　儿童用药常识

变黄，妊娠及哺乳期妇女、8 岁以下儿童禁用四环素类抗生素。动物试验证实氟喹诺酮类药物可影响幼年动物的软骨发育，导致承重关节损伤，因此应避免用于 18 岁以下的儿童。

⑤ 严格掌握剂量，注意间隔时间。由于儿童的年龄、体重逐年增加，体质强弱各不相同，用药的适宜剂量也有较大的差异。近年来，肥胖儿童的比例增高，根据血药浓度测定发现，传统的按体重计算剂量的方法，往往使血药浓度过高，因此，必须严格掌握用药剂量。同时，还要注意延长间隔时间，切不可给药次数过多、过频。在疗效不好或怀疑过量时，应通过测定血药浓度来调整给药剂量和间隔时间。

为什么要规避用药的禁忌？

我们在阅读药品说明书中经常看到一项内容——禁忌证，其实这个内容是非常重要的。所谓禁忌证，就是适应证的反义词，是指药品不适宜应用于某些疾病（综合征）、情况或特定的人群（如儿童、老年人、妊娠及哺乳妇女、肝肾功能不全者）。或应用后反而会引起不良后果，在具体给药上应予禁止或有所顾忌。

禁忌证包括两层意思：所谓"禁"就是禁止（不能用，尤其是儿童），指药品不适用的病症和人群，该禁止的指征应绝对禁止使用；所谓"忌"就是顾忌，对有顾忌的指征和人群应有所顾忌，尽量不用或换药替代。儿童禁忌的药品见表 2-1。

表 2-1　儿童禁用的药品及不良反应的特征 *

药品	儿童禁用的范围	主要毒性与不良反应
苯海拉明	早产儿、新生儿	婴儿腭裂、腹股沟疝和泌尿生殖器官畸形、溶血
甲氧苄啶	早产儿、新生儿	高铁血红蛋白血症、新生儿黄疸
头孢氨苄甲氧苄啶	新生儿、早产儿	高铁血红蛋白血症、新生儿黄疸
头孢羟氨苄甲氧苄啶	新生儿、早产儿	高铁血红蛋白血症、新生儿黄疸
氯霉素	新生儿	灰婴综合征（体内葡萄糖醛酸基转移酶缺乏，解毒功能差）

药品	儿童禁用的范围	主要毒性与不良反应
甲砜霉素	新生儿	骨髓功能抑制
磺胺药	新生儿	新生儿溶血（体内葡萄糖醛酸酶缺乏）、高铁血红蛋白血症
磺胺嘧啶	新生儿	新生儿溶血（体内葡萄糖醛酸酶缺乏）、高铁血红蛋白血症
去甲万古霉素	新生儿	肾毒性（蛋白尿）
呋喃妥因	新生儿	溶血（体内葡萄糖醛酸酶缺乏）、多发性神经炎手足、皮肤麻胀痛感
呋喃唑酮	新生儿	溶血（体内葡萄糖醛酸酶缺乏）、多发性神经炎手足、皮肤麻胀痛感
吗啡	新生儿	呼吸抑制
林可霉素	新生儿	呼吸抑制
利福平	新生儿	凝血功能障碍（出血、贫血）、休克
地西泮	新生儿	肌张力减弱、神经系统抑制
奎宁	新生儿	血小板减计数少、血小板减少性紫癜
金刚烷胺	新生儿、1岁以下婴儿	尿潴留、呕吐、皮肤潮红
氯丙嗪	新生儿	嗜睡、麻痹性肠梗阻、新生儿黄疸
红霉素	2个月以下婴儿	肝衰竭、药物性肝炎，甚至死亡
琥乙红霉素	2个月以下婴儿	肝衰竭、药物性肝炎，甚至死亡
羟嗪	婴儿	肝肾毒性、过度镇静
苯丙胺	婴幼儿	精神不安、睡眠障碍
依他尼酸	婴儿	水样腹泻、电解质紊乱
氟哌啶醇	婴幼儿	椎体外系反应、严重肌张力障碍
酚酞	婴儿	腹泻、腹部绞痛或痉挛性疼痛、诱发肿瘤的风险
噻嘧啶	婴儿	头晕、头痛、呕吐及肝功能异常、肝毒性
甲氧氯普胺	婴幼儿	椎体外系反应（急性张力障碍）、迟发性运动障碍
肼苯哒嗪	新生儿、婴儿	系统性红斑狼疮综合征
硫喷妥钠	6个月以下幼儿	呼吸抑制、超敏反应

药品	儿童禁用的范围	主要毒性与不良反应
地西泮	6个月以下幼儿	呼吸抑制、低血压、癫痫发作
哌嗪	1岁以下幼儿	肌肉神经毒性、头晕头痛、肝功能不全
噻嘧啶	1岁以下幼儿	头晕头痛、肝功能不全
吗啡	1岁以下幼儿	呼吸抑制、抽搐
左旋咪唑	1岁以下幼儿	脑炎综合征、迟发性脑病
环孢素	1岁以下幼儿	肾毒性、四肢感觉异常
咪康唑	1岁以下幼儿	肝毒性、肝衰竭或坏死
酮康唑	2岁以下幼儿	肝衰竭或坏死（目前成人也已禁用，仅限外用）
阿司匹林 *	2岁以下幼儿	出血、瑞氏综合征（患流感或水痘感染后更要忌用）
萘普生	2岁以下幼儿	出血、肾损伤
芬太尼	2岁以下幼儿	呼吸抑制、脑病
地芬诺酯	2岁以下幼儿	中毒，早期发热、皮肤潮红、后期呼吸和中枢抑制
洛哌丁胺	2岁以下幼儿	过敏性休克、阴茎水肿、麻痹性肠梗阻、急性肾衰竭
阿苯达唑	2岁以下幼儿	神经肌肉毒性、脑炎综合征、急性脱髓（2岁以下幼儿接触虫卵的机会较少，成虫尚未生长，一般不需驱虫药）
左旋咪唑	2岁以下幼儿	脑炎综合征、急性脱髓
丙磺舒	2岁以下幼儿	溶血性贫血、超敏反应
洛哌丁胺	2岁以下幼儿	过敏性休克、阴茎水肿、麻痹性肠梗阻、急性肾衰竭
他克莫司	2岁以下幼儿	肾毒性、肥厚性心肌病、神经毒性（震颤、头痛、感觉异常）
吡美莫司	2岁以下幼儿	致癌（2岁以下儿童免疫功能缺陷）
柳氮磺吡啶	2岁以下幼儿	核黄疸、过敏反应
氨苄西林丙磺舒	2岁以下幼儿	溶血性贫血、超敏反应
左旋多巴	3岁以下幼儿	运动和精神障碍

续表

药品	儿童禁用的范围	主要毒性与不良反应
活性碳	3 岁以下幼儿	长期服用可致幼儿营养不良
双氯芬酸	3 岁以下幼儿	血尿
甲睾酮	3 岁以下幼儿	骨骼闭合过早，影响幼儿生长发育，尤其是正在患水痘的儿童
洛哌丁胺	5 岁以下儿童	低龄儿童易致不良反应影响中枢神经功能
细辛脑	6 岁以下儿童	过敏反应、皮疹、喉头水肿、过敏性休克，甚至死亡
雷尼替丁	6 岁以下儿童	长期使用可致维生素 B_{12} 缺乏、贫血
丙咪嗪	6 岁以下儿童	意识错乱，三环类抗抑郁药不推荐用于儿童
四环素类	8 岁以下儿童	牙齿黄染、牙釉质发育不良（药品与牙齿中的钙产生螯合作用）
氨基糖苷类	8 岁以下儿童	肾毒性和耳毒性、耳聋（前庭神经和耳蜗神经损伤）
尼美舒利	12 岁以下儿童	肝毒性、黄疸或死亡（中枢神经损伤）
可待因	12 岁以下儿童	呼吸抑制、戒断症状（咳嗽、打喷嚏、流鼻涕、嗜睡）
吲哚美辛	14 岁以下儿童	激发潜在性感染而死亡
美洛昔康	15 岁以下儿童	严重皮肤反应
利培酮	15 岁以下儿童	意识丧失、椎体外系反应、粒细胞和血小板计数减少
西咪替丁	16 岁以下儿童	中枢神经毒性、肾毒性 - 间质性肾炎
氟喹诺酮类	18 岁以下儿童	软骨损伤和承重关节毒性（导致动物的软骨损伤、水疱）

注：① * 本表依据《马丁代尔药物大典》（原著第 37 版）和《国家执业药师应试指南 - 药学知识（二）》（2016 年版）整理。

② * 亚洲儿童人群中服用阿司匹林等药出现瑞氏综合征的情况较少（虽有报道，但相对于欧美来说较少），但不敢说没有，但并不等同于药品对于 12 岁以下儿童来说绝对安全。亚洲人对 2 岁以下的婴儿禁用阿司匹林，英国对 16 岁、美国对 14 岁以下儿童禁用阿司匹林。尤其年龄越小，用药时间越长，就越易发病（瑞氏综合征）。

哪些药品剂型孩子们更容易接受？

（1）**糖浆剂**　是把药品溶于高浓度 60%～85% 蔗糖溶液中，糖浆剂中的糖和芳香剂（薄荷、香橙、草莓等）能掩盖某些药品的苦、咸、酸等不适味道，香甜可口，孩子喜欢服用。

（2）**干糖浆制**　与糖浆剂相似，它是糖浆经干燥后的颗粒剂型，味甜、颗粒小、易于溶化，好保存。

（3）**果味型片剂**　加入了糖和果味香料而香甜可口，便于嚼服，适用于 1 岁以内的婴儿服用，如小儿施尔康等。

（4）**颗粒剂**　药物与适宜的辅料制成的干燥颗粒状制剂，常加入调味剂，且独立包装，便于掌握用药剂量，如思密达、板蓝根冲剂等。

（5）**滴剂**　此类药品一般服量较小，适合于 3 岁以内的婴幼儿，可混合于食物（馒头、米饭、稀粥）或饮料中（果汁、牛奶），剂量划分清晰，给药方便。

（6）**口服液**　由药物、糖浆或蜂蜜、水和适量防腐剂配成的水溶液，分装单位较小、价格便宜、稳定性较好、容易计算剂量，易于贮存和使用。

此外，外用给药可视用途选择气雾剂、软膏剂、乳膏剂、滴眼剂、滴鼻剂等不同剂型。

把儿童用药成人化有哪些危害？

当前，由于过度的市场化，缺乏社会公益与责任，片面最求企业效益，导致儿童的用药剂型、规格普遍缺乏，不及成人剂型的 1/7，更远不及国外儿童剂型的 1/10。儿童用药成人化有哪些危害呢？

不少医生在给孩子用药时，不得不按照孩子的年龄，采用成人剂量来"折算"，将成人剂量的 1/2、1/4 甚至 1/8 给孩子服用。很多家长掌握不好剂量，安全隐患大，浪费也不少。更有甚者，一些药品在上市前未经过儿童试验，导致儿童用药剂量不明确，引起不良反应甚至死亡；给药剂量不足可使治疗无效；或者剂量过大则中毒；或由于没有适宜的儿童剂型，一些有疗效的药品根本无法给药于儿童。

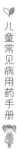

因为简单的"酌减"成人药剂用量，或根据孩子的年龄、体重、体表面积等"折算"，其实就是与成人的比例进行换算，这实际上是"教条地把儿童当作按比例缩小的成人，忽略了儿童本身的生理特点"。如此粗暴"酌减""折算"用药，后果可能十分严重，一些药效独特的药品，如地高辛、毛花丙苷、氨茶碱等，在临床上一旦掌握不好用量，就易致儿童中毒。

我们要对滥用抗生素说"不"

儿童是一个极其特殊的群体，首要特点是持续地成长，伴随年龄的递增，组织和器官在不断地发育，功能和代谢上也日趋成熟，使药物在体内的过程具有特殊性。新生儿期一些重要器官尚未完全发育成熟，在此期间其生长发育随日龄增加而迅速变化。但是，不要认为婴幼儿发育迅速就可以大胆用药，我们仍要对药品不良反应保持高度警惕。曾有人称儿科为"哑科"，就是因为婴幼儿不会主诉，只会哭闹；儿童也缺乏药品知识，对药品的危害也认知甚少。因此，对儿童尤其是新生儿使用抗菌药物时尤需谨慎，千万不要因用药伤害了孩子。

抗生素的问世改变了人类的历史。没有抗生素，许多活在今天的成年人，或许在婴儿或青年时期就已夭折。没有抗生素，在1938后的15年里，1000万人将死于流感和肺炎，7万多母亲将死于产褥热，13万人将死于梅毒。

从1920年美国人均寿命为54岁而到今天的75岁，从1949年中国人均寿命为37岁而到今天的76岁，在所延长的21年和近40年的岁月里（要注意，不是一个人，是全国人群的均数），首要归功于抗生素药物。

但药品的本质就是利弊参半，效益和风险相依。由于药品的双重性，抗生素在带来巨大的杀菌、抑菌作用之外，也给公众带来了各种伤害。其毒性或不良反应无处不在，包括心肺、肝肾、神经、血液、骨骼、眼耳鼻喉等。这是由于它破坏细菌细胞壁的黏肽合成，不具有靶向性，该杀

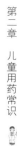

的（致病菌细胞）或不应该杀的（非致病菌细胞和人体细胞）全都杀。

2004年春晚，有一台舞蹈《千手观音》轰动全球。21位青年残疾演员在手语的指挥下，以华丽、绚美、震撼的表演，征服了所有观众，但又有谁知道，其中的17位残疾演员是由于在少儿期注射了庆大霉素等氨基糖苷类抗生素而致聋的，包括领舞的姑娘邰丽华。

依据20世纪90年代统计，我国由用药而致聋、致哑的儿童多达180余万人。其中药物性致聋者占60%，大约100万人，并每年以2万~4万例递增。原因主要是应用抗菌药物致聋，氨基糖苷类（包括链霉素、庆大霉素、卡那霉素等）占80%，占总体聋哑儿童比例高达30%~40%，而在一些发达国家这个比例仅有0.9%。可以说，儿童用药是抗菌药物滥用的重灾区，尤其是8岁以下的孩子。

治疗儿童细菌性感染，必须谨慎再谨慎！能不用抗生素尽量不用，有明确感染指征时，一般选择较为安全的青霉素、头孢菌素、红霉素类，不能选择氯霉素类、氨基糖苷类、四环素类、氟喹诺酮类等。同时宜权衡利弊，长期应用广谱抗生素可诱使耐药菌株产生，使药效降低。也可出现如菌群失调、二重感染、严重的毒性反应和过敏反应，均是在用药时必须防止的。应用过程中应仔细监护不良反应和儿童用药的依从性，不宜漏服。对一般感染首先口服，对严重感染给药方法首先为静脉滴注、静脉注射或肌内注射，一旦病情好转应及时改用口服来替代，且最好只用一种药。

我们要对滥用抗病毒药说"不"

要对抗病毒药说"不"缘于4点：

第一，抗病毒药的毒性更大，多数抗病毒药的抗病毒谱较窄，且临床疗效局限。

第二，病毒没有细胞，仅寄生于人体或宿主细胞内，依靠自我复制繁殖，离开细胞则无法繁殖，因此杀灭病毒往往先对人体或宿主细胞产生作用，亦具有一定毒性。

第三，人在病毒感染后所出现的症状（高热、全身酸痛、疲乏等）往往滞后，一般常在病毒复制高峰的2天之后，所以，即使用药，药效也较为迟缓（马后炮）。

第四，病毒的结构很特殊，其颗粒极小，结构特异，病毒没有细胞膜，病毒中心是核酸，包膜上有一层蛋白、脂蛋白的包壳，遗传密码或基因组主要集中在核酸链上，其中核酸链和有黏膜上的 3 种酶中的神经氨酸苷酶（N）有 1–9 个类型和红细胞凝集素（H）有 1～16 个类型，上述病毒类型经常发生变异，其速度之快，是药品研究周期所追赶不上的，且越用抗病毒药病毒变异的速度就越快。因此，在某种意义上说，新药的研发速度远远地赶不上病毒发生变异的速度，所以对抗病毒没有特效药。

🌿 第二节　如何给孩子科学用药

 家庭用药时，如何换算好儿童用药的剂量？

药品剂量与数量一律用阿拉伯数字书写。剂量应当使用法定剂量单位：重量以千克（kg）、克（g）、毫克（毫克）、微克（μg）、纳克（ng）为单位；容量以升（L）、毫升（ml）、微升（μl）为单位；有些药品以国际单位（IU）、单位（U）计算。片剂、丸剂、胶囊剂、散剂、颗粒剂分别以片、丸、粒、袋为单位；溶液剂以支、瓶为单位；软膏及乳膏剂以支、盒为单位；注射剂以支、瓶为单位；饮片以剂为单位。

重量换算：1kg=1000g，1g=1000mg，1 毫克 =1000μg，1μg=1000ng。

容量换算：1L=1000ml，1 毫升 =1000μl。

因此，在服药前要会计算剂量。如琥乙红霉素片的剂量一次口服 0.25g 或 0.5g，标识的每片单位规格是 250 毫克，按它们之间的关系换算即 250 毫克＝0.25g，500 毫克＝0.5g，因此可服 1 片或 2 片。又如维生素 B$_{12}$ 注射剂每次肌内注射 50～200 微克，每支规格标识为 0.1 毫克，依据换算即 0.1 毫克＝100 微克，因此可给予 0.05～0.2 毫克，即注射 1/2～2 支。

婴幼儿剂量的计算有几种方法？

婴幼儿用药剂量的常用计算方法有 3 种。

（1）按年龄计算法

婴儿药物剂量 =（月龄 × 成人量）÷150

小儿药物剂量 =（年龄 × 成人量）÷（年龄 +12）

另外，《中华人民共和国药典（2015 年版）》附录中，规定了婴幼儿童剂量折算表，也可参考表 2-3：

表 2-3　婴幼儿童剂量折算表（相当成人的若干份）

年龄	剂量（相当成人的若干份）
初生~1 个月	成人剂量的 1/18~1/14
1 个月~6 个月	成人剂量的 1/14~1/7
6 个月~1 岁	成人剂量的 1/7~1/5
1~2 岁	成人剂量的 1/5~1/4
2~4 岁	成人剂量的 1/4~1/3
4~6 岁	成人剂量的 1/3~2/5
6~9 岁	成人剂量的 2/5~1/2
9~14 岁	成人剂量的 1/2~2/3
14~18 岁	成人剂量的 2/3 至全量

注：本表仅供参考，用时可根据儿童的体质、病情及药品性质等多方面因素酌情决定，但严谨的做法是应按儿童的体重或体表面积计算药品剂量。

（2）按体重来计算剂量

①若已知儿童的每千克体重剂量，直接乘以体重即可得 1 日或 1 次剂量。如口服氨苄西林，剂量标明为 1 日每千克体重 20~80 毫克，分 4 次服用。如儿童体重为 15kg，即为 300~1200 毫克，分成 4 次，即为 1 次 75~300 毫克。

②如不知儿童每千克体重剂量，可按下式计算：

$$小儿剂量 = \frac{成人剂量}{60} \times 小儿体重（kg）$$

如不清楚儿童的体重是多少，可按下列计算公式得出：

1～6个月小儿体重（kg）= 月龄 ×0.6 + 3

7～12个月小儿体重（kg）= 月龄 ×0.5 + 3

1～10岁小儿体重（kg）= 年龄 ×2 + 8

如所得结果不是整数，为便于服药可微调。用体重计算年长儿童的剂量时，应避免剂量过大，选用剂量下限。反之，对婴幼儿可选择剂量上限，以防药量偏低。

（3）按体表面积计算剂量

按体表面积计算剂量最为合理，适用于各个年龄阶段，包括新生儿及成人，即不论任何年龄，其每平方米体表面积的剂量是相同的。对某些特殊的治疗药，如抗肿瘤药、激素应以体表面积计算。

为什么医嘱里提示有些药品要首剂加倍？

部分药品在第一次服用时需要将剂量增加1倍，以使血浆药物浓度迅速达到有效的数值，达到杀菌和抑制细菌生长和其他治疗的作用，故名首剂加倍。常见的多为抗菌药物（但需安全指数大，不会由血浆浓度迅速升高而致中毒），包括磺胺异噁唑、磺胺甲噁唑（新诺明）、复方磺胺甲噁唑（复方新诺明）、磺胺嘧啶、磺胺二甲嘧啶、米诺环素、多西环素（强力霉素）、替加环素、替考拉宁、抗真菌药伏立康唑、氟康唑、卡泊芬净；抗疟药氯喹；抗肠道寄生虫药阿苯达唑、甲苯达唑、噻嘧啶为加强驱虫效果也需要首剂加倍（且需空腹服用），糖皮质激素泼尼松、甲泼地松、地塞咪松等在重症感染时，也常需首剂加倍（冲击剂量借以抗炎、抗过敏、抗毒、抗休克）。此外，调整菌群失调的微生态制剂三联双歧活菌（培菲康）、地衣芽孢杆菌制剂（整肠生），以及肠道抗应激药双八面蒙脱石也需首剂加倍。

药品用法是如何确定的？

药品用法是指药物各种剂型以不同给药途径应用到人体的方法，包括口服、注射（皮下、皮内、肌内、动脉、静脉、鞘内、静脉滴注）、滴入、吸入、透入、置入、灌肠和局部给药（含漱、洗涤、湿敷、涂敷、喷雾、直肠或阴道塞入）。

药品用法的制定考虑了4个方面因素：①药效出现的快慢；②疾病部位与病理特点；③剂型的特点；④患者的身体状况。大多数药是以口服给予，其给药次数根据药在人体内代谢和排泄的时间快慢（血浆半衰期）而定。大多数药是一日3次给药，在体内代谢和排泄较慢的药，可一日2次，在体内代谢和排泄更慢的药，可一日1次；在体内代谢和排泄较快的药，可一日4~6次或每隔4~6小时给药1次。药物各种剂型最适宜的服用时间，主要是考虑药的最佳吸收和发挥作用的时间；其次是避免或减少药对人体产生不良反应。服用时间分为晨服、餐前、餐时、餐中、餐后或睡前等。

不同的给药途径会改变药品的效能吗？

答案是肯定的。同一药物由于剂型不同，药物的作用不同有少数药物由于应用的剂型不同，其药理作用完全不同。如甘露醇注射液静脉滴注可用于各种原因的脑水肿、颅内高压和青光眼；但作为冲洗剂，则应用于经尿道作前列腺切除术；醋酸氯己定（洗必泰）的水溶液或乙醇溶液则为外用杀菌剂，而制成栓剂则对于治疗细菌性阴道炎或宫颈糜烂有较好的治疗效果。

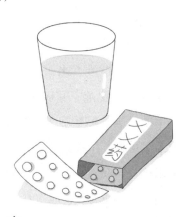

同一药物，由于剂型不同，应用的效果不同。不同剂型可根据疾病不同时期的症状和特点正确选用。如皮肤病，一般急性期局部有红肿、水疱、糜烂时，多选用溶液剂冷湿敷（20分钟），可起到消炎作用；有

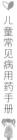

渗出液者，先用溶液剂湿敷，后用油剂。皮损处于亚急性期时，红肿减轻，渗液减少，可酌情选用糊剂、粉剂和洗剂，以发挥消炎、止痒、收敛、保护的作用；慢性期皮损增厚，呈苔藓样变时，多用软膏和乳膏剂，其穿透力强，作用持久，且有润滑及护肤作用。此外，同一药物，由于剂型的不同，其作用的快慢、强度、作用持续时间也不尽相同。

给药途径不同，也可直接影响药物作用的快慢和强弱，药物作用也会产生变化，如硫酸镁溶液，外敷可消除水肿（50%溶液），口服可导泻（50%溶液）或解除胆管痉挛（33%溶液），静脉注射可以降压和对抗惊厥（25%溶液）。又如尿素静滴可降低颅脑内压，用于脑出血；外用可软化指（趾）甲甲板，抑制真菌生长，用于甲癣的治疗。

药品一日应用次数是如何确定的？

药品一日应用次数，主要依据下列因素制订：①药品的血浆半衰期的长短；②药品在体内的血浆浓度与治疗所需浓度的比例；③时辰药理学特征；④疾病的时间特征；⑤治疗成本和患者用药的依从性。一般一日1次，可放在晨起或晚间服用1次（或任意时间）；一日2次，系指于早、晚每间隔12小时应用1次；一日3次，系指每间隔8小时应用1次；一日4次，系指每间隔6小时应用1次。必要时服用，系指在急需时或病情需要时（如心绞痛发作时心前区疼痛，可及时舌下含服硝酸甘油片；或急性荨麻疹出现红肿瘙痒，及时服用氯苯那敏片等抗过敏药）。

新药的效果一定会比老药好吗？

所谓新药是指药品上市时间不足5年的药品，如氟喹诺酮类是一类全合成抗菌药物。按上市年代、进展和结构修饰分为4代药。前2代药已基本淘汰（吡哌酸基层在用）。第3代药主要特点是在母核6位碳上引入氟原子，并在侧链上引入哌嗪环或甲基噁唑环，使其抗菌活性明显增强，血浆药物浓度提高，在组织和体液内分布广泛。第4代氟喹诺酮类药抗菌谱广且抗菌作用强，既保留了前3代抗革兰阴性菌的活性，又增强抗革兰阳性菌的活性，并对军团菌、支原体、衣原体等均显示出较强的作用。临床上既用于需氧菌感染，也可用于厌氧菌感染，尚可用于混合感染。

再如头孢菌素，目前有5代产品，多达百余种药品，如1976年上市的一代头孢拉定，2008年上市的第五代头孢吡普，相隔40多年，但各自的抗菌谱不同，用途也不尽相同，未必分清能分清哪个好？我们在治疗过敏性干咳时（高气道反应），就应用第一代的抗过敏药氯苯那敏（扑尔敏），其效果好，同时助眠；第二代的抗过敏药氯雷他定（开瑞坦）反而不如前者，且有心脏毒性。因此，新药未必好于老药，而老药未必比新药差。

完整的药品标识物应包括哪些内容？

药品标识物（俗称说明书）包括两个部分，一部分称为内包装，系指在药瓶、铝箔袋、锡管、铝塑泡眼上贴印的标签（俗称瓶签）；另一部分称外包装，是指药盒贴的标签和药品说明书；介于其中的为中包装。

（1）内包装标签　是重要的文件，既是为消费者提供药品信息，又是产品本身的外观形象。①标签的写法应简明、语言通俗。不会产生误导作用，能指导一般患者规范用药，以达到自我诊断、治疗和保健的目的。②标签的内容应详尽。7项内容包括：产品名称（包括国际非专利名和商品名、英文名、汉语拼音），产品中的活性成分、非活性成分，内容物的净含量（包括某些组分如乙醇、生物碱等的含量），适应证，用法用量，注意事项及忠告，注册号及商标、贮存条件、有效期、生产批准文号、生产批号、生产商、包装商名称。③标签的版式应规范。包括印刷的字体、大小、颜色、对比度等。标签还应明显区分药品是处方药还是非处方药。使用非处方药专有标识时，药品的说明书和外包装可以单色印刷，在非处方药的专有标识下方必须标识"甲类"或"乙类"字样。其他包装可按国家食品药品监督管理总局颁布的色标要求印刷。

（2）外包装　系指药品最大的外包装。①外包装物应牢固、安全，形式多样，色彩鲜艳；②标识品名、剂型、规格、单位剂量、总包装量；③外包装应有防伪（条形码、荧光图形）和防拆（防拆线、贴封）标志，注册商标，生产批准文号和生产批号；④生产公司、地址、咨询电话。患者在用药过程中一旦出现问题，即可与厂家联系，寻求帮助、解释或指导。

（3）药品说明书。

怎样读懂药品说明书？

药品说明书是药品生产单位对药品主要特性及技术标准的介绍，是医师、药师、护士和患者合理用药的科学依据，是宣传合理用药和普及医药知识的指南。药品生产单位对药品说明书内容的真实性要承担法律责任。药品说明书应包含有关药品的安全性、有效性等基本科学信息，既要指导用药，又要说明滥用的危害，要求写得具体、详细、明确，语言通俗、严谨、易懂。依据 2001 年 6 月 22 日国家食品药品监督管理局国药监注［2001］294 号通知《药品说明书规范细则》（暂行），规范的药品说明书应包括下列各项：【药品名称】［通用名、曾用名、商品名、英文名、汉语拼音、主要成分及其化学名称、结构式（注：复方制剂应写为："本品为复方制剂，其组分为："）］、【性状】【药理毒理】【药代动力学】【适应证】【用法用量】【不良反应】【禁忌证】【注意事项】【妊娠及哺乳期妇女用药】【儿童用药】【老年患者用药】【药物相互作用】【药物过量】【规格】【贮藏】【包装】【有效期】【批准文号】（或注册批准文号）【生产企业】（企业名称、地址、邮政编码、电话号码、传真号码、网址）。

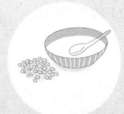

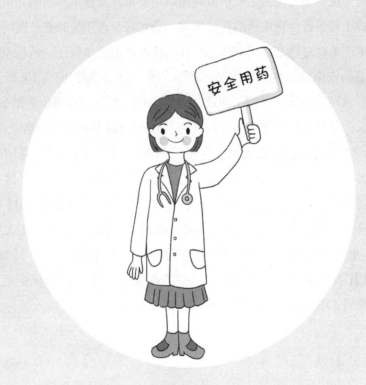

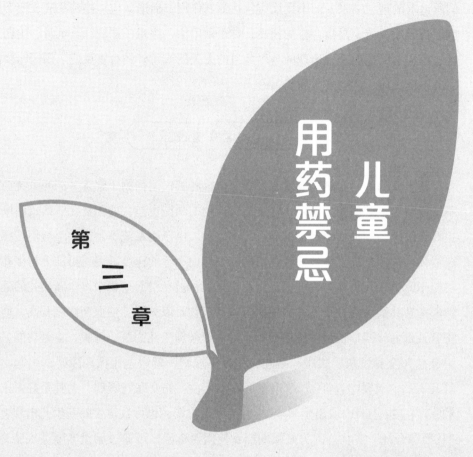

第三章

儿童用药禁忌

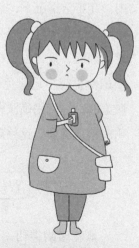

药品是把双刃剑，疗效与不良反应并存，其盘根错节、利弊相依。疗效是人们所追求的理想结果，而不良反应包括毒副作用、后遗效应、停药反应、变态反应、特异质反应，是指合格的药品，在正常用法、用量（适应证、剂量、给药途径、疗程）的情况下，出现的与用药目的无关的或意外的有害反应。用药时要注意其不良反应，学会安全用药。

新生儿要对氯霉素说"不"

新生儿的肝、肾脏功能没有发育完全，肝脏代谢药物（解毒）的酶系统功能不足或缺乏，排尿能力也差，肾脏清除药物的功能也差，而药物在体内代谢场所主要在肝脏，如果代谢药物的酶系统不完善，由于酶系统不足或缺乏可使抗感染药物体内代谢过程发生较大变化。药物在体内灭活的速度减慢，再加上新生儿肾功能不完全，药物在体内的消除过程也延长，极易引起蓄积中毒。新生儿的葡萄糖醛酸转移酶的活性很低，服用氯霉素后药物难以灭活，使血药浓度升高，使氯霉素及毒性代谢物快速在体内聚积，进而影响新生儿心脏、呼吸、血管功能，并引起患儿全身发灰、腹胀、呕吐、呼吸不规则、紫绀、血循环障碍，引起心血管衰竭的"灰婴综合征"，严重者可发生死亡。妇女在妊娠期，尤其是妊娠末期和临产前 24 小时内或出生后 48 小时使用氯霉素，也可致出生的新生儿出现上述"灰婴综合征"症状。因为妊娠期妇女使用氯霉素，可通过胎盘屏障进入胎儿体内。在正常情况下，氯霉素与葡萄糖醛酸结合成为无活性的代谢物从肾脏排出。但是，胎儿因肝脏内某些酶系统发生不完全，使氯霉素与葡萄糖醛酸结合能力较差。因此，氯霉素便在胎儿体内蓄积，进而影响新生儿心血管功能，所以，妊娠期妇女也应尽量避免使用氯霉素。另外，新生儿红细胞中缺乏葡萄糖 -6- 磷酸脱氢酶，在应用磺胺药和硝基呋喃类药（呋喃西林、呋喃唑酮、呋喃妥啶）时可出现溶血现象。这些药物都应尽量避免给儿童应用。

别让氟喹诺酮类药物伤了孩子们的骨骼

氟喹诺酮类药（包括诺氟沙星、氧氟沙星、依诺沙星、环丙沙星、培氟沙星、洛美沙星、妥舒沙星、左氧氟沙星、司帕沙星、氟罗沙星、加替沙星、莫西沙星等）可对儿童的造成软骨损害，使承重的骨关节（髋、膝、腕、踝关节等）的细胞出现水泡和损伤、承受力下降，导致残疾；并使儿童体内骨骺线（骨骼的生长发育点）提前骨化，使孩子身高增长受抑。少数病例曾出现严重关节痛和炎症。因此，骨骼系统尚未发育完全的18岁以下少年儿童不能应用。药学研究发现服用环丙沙星的妊娠期妇女人工流产胎儿出现与动物实验相似的关节受损改变，胎儿关节中喹诺酮类药物浓度高，软骨中药物浓度也高。近年来，中外文献陆续报道：氟喹诺酮类药可引起成人的肌腱炎、跟腱炎、跟腱断裂、重症肌无力。儿童用药更要小心！

新生儿为何要远离磺胺类药？

新生儿一般在出生后 2～4 天出现生理性的血清胆红素升高，这被称为生理性黄疸。有些药物能够和血清胆红素竞争白蛋白结合部位，将与白蛋白结合的胆红素置换出来成为游离的胆红素，但是新生儿血脑屏障通透性强，大量的胆红素可以进入新生儿的脑组织，发生危险的核黄疸。如果将磺胺药用于早产儿，磺胺药和胆红素可竞争血浆蛋白的结合位置，磺胺药与血浆蛋白的亲和力强于胆红素，致使较多的游离胆红素进入血循环，并沉积在某些组织中；如果沉积在脑组织则可引起核黄疸，这种现象反应在新生儿发生溶血现象时更易发生。

另外，维生素 K_3、新生霉素、头孢曲松等药物都能影响胆红素代谢，加重新生儿黄疸，新生儿必须慎用。另外，由磺胺药所致的过敏反应非常多见，表现为药热、药疹、瘀斑、猩红热样疹、荨麻疹或巨疱型皮炎，也有产生剥脱性皮炎而致死者；严重皮炎常伴有肝炎和哮喘，也可引起光敏性皮炎，多形性渗出性红斑甚为严重，药热多发生在服药后 5～10 天，皮疹多发生在 7～9 天，在服用长效磺胺药和儿童中多见，死亡率极高，因而对过敏者禁用。但有些药品结构类似磺酰胺，易对即往磺胺药过敏者诱发过敏，出现过敏反应。不应选用，包括甲苯磺丁脲、格列波脲、格列本脲、格列齐特、格列喹酮、格列美脲、塞来昔布、氢氯噻嗪、呋塞米、螺内酯、丙磺舒、乙唑酰胺、布林佐胺等。

第三章　儿童用药禁忌

远离"伤肾"的万古霉素

万古霉素与去甲万古霉素是抗生素的王牌，是治疗耐甲氧西林金黄色葡菌球菌感染的主要药品之一，对革兰阳性菌有强大的杀菌作用，但其主要的不良反应为肾毒性，发生率大约 5%～7%。万古霉素可以直接损伤肾脏、肾小管内皮。其所致的肾毒性表现轻重不一，早期可见蛋白尿、管型尿，继而发生氮质血症、血肌酐升高、间质性肾炎、肾功能减退，严重时可出现急性肾衰竭和尿毒症等。肾毒性可为一过性，也可为永久性损伤。

肾毒性的危险因素诸多：①联合应用其他具肾毒性药品；②万古霉素血浆药物浓度过高，一般＞30 微克/毫升，万古霉素主要经肾脏排泄；③用药剂量过大；④静脉滴注射速度过快，少于 1 小时；⑤用药时间长，超过 2 周。

因此，儿童应用万古霉素、去甲万古霉素应注意：①新生儿禁止应用；②避免与其他有肾毒性药品联合应用；③静脉滴注液的稀释浓度宜低，不超过 5 毫克/毫升；④滴注时间宜长，控制在 1～2 小时；⑤用药前、后宜多饮水，保证足够尿量以促进药品排泄，减轻肾毒性。

警惕"伤心"的阿奇霉素

阿奇霉素是大家喜欢用的，缘于它具有抗病原微生物的多效应，既针对细菌，也针对支原体、衣原体和军团菌，同时具有免疫调节作用。

但近年来发现，阿奇霉素具有增加心律失常、心电图 Q-T 间期延长、尖端扭转型室性心动过速的心脏毒性。若静脉注射风险更高（因此，药液浓度应控制在 1～2 毫克/毫升，滴速宜缓慢，静脉滴注 500 毫克 ≥ 60 分钟，1000 毫克 ≥ 2～3 小时），应同时监测心电图。2013 年美国食品药品监督管理局公示：使用阿奇霉素时，需对患者进行仔细筛查：①有心动过缓、Q-T 间期延长和综合征、尖端扭转型室性心律失常史、代偿性心力衰竭者；②患者处于心律失常状态、未纠正的低血钾、低血镁症患者；③正在应用延长心电图 Q-T 间期药（抗心律失常、抗精神病药、抗抑郁药、氟喹诺酮类药、抗过敏药）慎用；④老年人（对延长心电图 Q-T 间期的药品更为敏感）慎用，儿童慎用。

阿奇霉素口服剂量宜小，用于儿童肺炎、尿道炎、中耳炎、皮肤和软组织感染以及由沙眼衣原体、杜克嗜血杆菌、淋球菌所致的性传播疾病。用于生殖器沙眼衣原体、淋球菌、非淋球菌尿道炎，12 ~ 18 岁儿童单剂量 1000 毫克；用于其他感染，一日 10 毫克 / 千克体重或一日 500 毫克，连续 3 天，总剂量 1500 毫克。或首剂 500 毫克，第 2 ~ 5 天一日 250 毫克。连续服用超过 5 天以上必须停药 1 ~ 2 天，鉴于阿奇霉素在体内的血浆半衰期非常长，达 48 ~ 76 小时，要避免血浆浓度过高，在体内逐渐蓄积而引起中毒。

小心尼美舒利可会 "伤肝"

有一种非甾体抗炎药尼美舒利过去可以用于儿童退热、镇痛和关节炎，但自 2000 年后医药学家陆续报道，尼美舒利可以破坏肝细胞、诱发肝细胞变性或坏死、肝脏转氨酶 AST（谷草转氨酶）和 ALT（谷丙转氨酶）升高，导致急性肝炎、重症肝炎、重症肝损害。同时，尼美舒利对中枢神经系统和肝脏、肾脏损伤的案例经常出现。依据中国药品不良反应监测中心报告显示：尼美舒利在用于儿童镇痛发热的治疗上已出现数千例不良反应事件，甚至有数起死亡病例。国家食品药品监督管理总局在组织对尼美舒利口服制剂不良反应监测报告、国内外研究和监管情况进行分析并听取专家意见的基础上，决定采取进一步措施加强尼美舒利口服制剂的使用管理。国家食品药品监督管理总局对尼美舒利说明书进行了修订："禁止 12 岁以下儿童使用尼美舒利。"

当心硝基呋喃类药会 "溶血"

新生儿的红细胞中缺乏一种酶——葡萄糖 -6- 磷酸脱氢酶，此酶对儿童来说是一种非常重要的酶，体内如显著缺乏就会致的一组遗传性溶血性疾病，部分病例食用蚕豆后发病，俗称蚕豆病。全球约有 2 亿多人罹患此病。我国是蚕豆病的高发区之一，呈南高北低的分布特点，患病率为 0.2%～44.8%。主要分布在长江以南各省，以海南、广东、广西、云南、贵州、四川等省高发。葡萄糖 -6- 磷酸脱氢酶缺乏症的发病原因是葡萄糖 -6- 磷酸脱氢酶基因突变，导致此酶的活性降低，红细胞不能抵抗氧化损伤而遭受破坏，引起溶血性贫血。在新生儿服用磺胺药和硝基呋喃类药（呋喃西林、呋喃唑酮、呋喃坦啶）时，葡萄糖 -6- 磷酸脱氢酶不足，可出现溶血现象。因此，应尽量避免给儿童应用合成的抗菌药物呋喃西林、呋喃唑酮、呋喃坦啶，尤其是新生儿。

防范药品不良反应，我们能做些什么？

[1] 避免滥用药，减少合并用药的数量。

[2] 选择适宜的给药方法，严格控制给药间隔和持续时间和疗程，防止蓄积性中毒。注意年龄、性别、妊娠及哺乳期妇女和个体差异，注意药物相互作用和配伍禁忌。

[3] 用药前仔细通读药品的不良反应谱，尤其是新药。在吃药前要仔细阅读药品说明书，不懂时宜咨询医生或药师。

[4] 对既往有药品过敏史、家族过敏史和特异质的人群，对曾发生或可疑发生不良反应的药应尽力防范，方法是"避、忌、替、移"，即为躲避、禁忌、替代和迁移。对易致过敏的药在用前宜进行皮肤敏感试验（皮试）。

[5] 一旦发生不良反应，宜立即去医院进行对症治疗，并酌情采用停用、减量或继续治疗。

[6] 抗过敏药的应用要及时，以较快地抑制组胺和一系列反应。值得注意的是，抗组胺药可抑制皮肤对组胺的反应，因此在皮试过敏原试验时（如青霉素、链霉素、血清制品等皮试）时，应在停药 48 小时后进行。

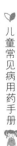

哪些中成药和西药不能同时给孩子服用？

1. 四环素类、氟喹诺酮类不能与含钙的中药，如石膏、牛黄解毒片等合用。因为钙离子能与四环素类等药结合形成不溶于水的络合物，使四环素不易被吸收。

2. 含溴的西药如三溴合剂、溴化钠、溴化钙等，不能与含汞的朱砂及含朱砂的中成药合用。因为溴离子与汞离子可结合成有毒的溴化汞，它能引起恶心、呕吐、腹痛、腹泻等不良反应。

3. 磺胺药不能与山楂、乌梅、五味子及含有这些成分的中成药合用。因为这些中药呈酸性，能使尿液变酸，而磺胺类药物易在酸性环境中形成结晶，结晶可对尿道产生刺激作用，甚至引起血尿、结晶尿、尿痛、尿闭等现象。

4. 维生素 B_1 不能与大黄、五倍子、石榴皮等中药合用。因为这些中药含鞣质较多，与维生素 B_1 结合后可形成一种生物碱，其能使维生素 B_1 失去效用。

5. 阿司匹林不能与中药甘草、鹿茸等合用，因为合用后可加重阿司匹林对胃黏膜的刺激，使胃酸分泌增加，从而能加重胃溃疡患者的病情，甚至引起上消化道出血。

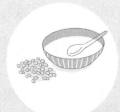

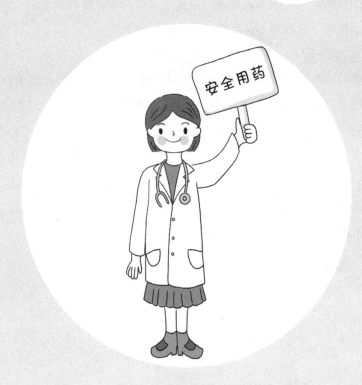

第四章

儿童
合理用药

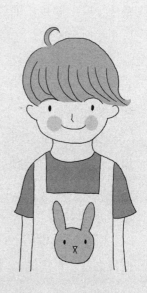

第一节　按"时"服药

临床研究证实，很多药品的作用、疗效、毒性、不良反应与人体的生物节律（生物钟）有着极其密切的关系。同一结构与活性药品的同等剂量因给药时间不同，作用、疗效和不良反应也不一样。因此，依据人体生物节律和时辰药理学，选择最适宜的服药时间，可达到以下效果：①顺应人体生物节律的变化，充分调动人体积极的免疫和抗病因素；②增强药物疗效，或提高药物的生物利用度；③减少和规避药品不良反应；④降低给药剂量和节约医药资源；⑤提高患者的用药依从性。

适宜清晨服用的药品有哪些？

晨起服用指起床后约 30 分钟，间隔早餐 30 分钟前服用，适宜的药品有：

（1）**糖皮质激素**　如泼尼松（强的松）、泼尼松龙（强的松龙）、倍他米松、地塞米松（氟美松）等。因为人体内激素的分泌高峰出现在早晨 7～8 时，此时服用外源性皮质激素可避免药品对体内激素分泌的反射性抑制作用，对下丘脑 - 垂体 - 肾上腺皮质轴的抑制较轻，减轻体内皮质功能萎缩程度，可减少不良反应（皮肤黏膜色素沉着、食欲减退、倦怠、体重减轻、低血压、晕厥等）。

（2）**抗高血压药**　杓型高血压者的血压约在清晨 9～10 时（晨峰）和下午 3～4 时（午峰）各出现 1 次高峰。因此，为有效控制血压晨峰，一日仅服 1 次的长效抗高血压药，如氨氯地平（络活喜）、左氨氯地平（施慧达）、依那普利（悦宁定）、贝那普利（洛丁新）、拉西地平（乐息平）、氯沙坦（科素亚）、缬沙坦（代文）、厄贝沙坦（苏适、安搏维）、索他洛尔（施泰可）、利血平 / 氨苯蝶啶（北京降压 0 号）宜在晨起后 7～8 时服用，有下午高峰者（次峰）宜在下午 2～3 时再补充 1 次中效抗高血压药（如可乐定、双肼曲嗪、普萘洛尔等）。

（3）**抗抑郁药**　抑郁症状如忧郁、焦虑、猜疑等常常表现为晨重晚轻。因此氟西汀（百忧解）、帕罗西汀（赛乐特）、瑞波西汀、氟伏沙明宜于晨服。

（4）**利尿剂** 为避免夜间多次起夜，影响睡眠和休息。如呋塞米（速尿）、螺内酯（安体舒通）。

（5）**抗寄生虫药** 四氯乙烯、甲硝唑、槟榔、南瓜子宜空腹晨服，以迅速进入肠道，并保持较高浓度。阿苯达唑（史克肠虫清）、甲苯咪唑（安乐士）、哌嗪（驱蛔灵）、双羟萘酸噻嘧啶（抗虫灵）宜空腹服用，可减少人体对药物的吸收，增加药物与虫体的直接接触，增强疗效。

（6）**泻药** 晨服硫酸镁盐类泻药可使药物迅速在肠道发挥作用，服后5小时致泻。

适宜餐前服用的药品有哪些？

餐前是指进餐前约30分钟服用，部分药品可提前约60分钟服用，适宜的药品有：

（1）**胃黏膜保护药** 氢氧化铝或复方制剂（胃舒平）、复方三硅酸镁（盖胃平）、复方铝酸铋（胃必治）等餐前吃可充分地附着于胃壁上，形成一层保护屏障；鞣酸蛋白餐前服可迅速通过胃进入小肠，遇碱性小肠液而分解出鞣酸，起到止泻的作用。

（2）**健胃药** 如龙胆、大黄宜于餐前10分钟服用，可促进食欲和胃液分泌。

（3）**促胃肠动力药** 甲氧氯普胺（胃复安）、多潘立酮（吗丁啉）、西沙必利（普瑞博思）、莫沙比利（加斯清、快力）宜于餐前服用，以利于促进胃蠕动和食物向下排空，帮助消化。

（4）**抗骨质疏松药** 为便于吸收，避免对食管和胃的刺激，口服双膦酸盐，如阿仑膦酸钠（福善美）、帕屈膦酸钠（雅利达、博宁）、氯屈膦酸钠（骨磷），应空腹，并建议用足量水送服，服后30分钟内不宜进食。

（5）**抗生素** 头孢拉定（泛捷复、克必力）与食物或牛乳同服可延迟吸收；头孢克洛（希刻劳）与食物同服所达血浆峰值浓度仅为空腹服用的50%~75%；食物可使头孢地尼的吸收达峰速度和药-时曲线下面积分别减小16%和10%。另氨苄西林（安比林）、阿莫西林（阿莫仙）、阿奇霉素（泰力特）、克拉霉素（克拉仙）的吸收受食物影响。麦迪霉素适宜餐前服用，以利于吸收和获得最佳血浆浓度。进食服用阿奇霉素胶囊可其使生物利用度减少约50%，同时也降低了罗红霉素的吸收，延缓克拉霉素、交沙霉素的吸收，宜于餐前60分钟服用。

（6）抗高血压药　培哚普利的降压效果更为缓和，但食物可改变其活性代谢物培哚普利拉的转化数量和生物利用度；卡托普利于进食服用，可使吸收和生物利用度减少，适于餐前服用。肾素抑制剂阿利克仑与高脂肪食物同服，可使血浆峰浓度和药－时曲线下面积分别下降85%和71%，进食时服用较空腹时服用可使血药峰浓度和药－时曲线下面积下降81%和62%。因此，抗高血压药宜于餐前服用。

（7）磺酰脲类促胰岛素分泌药　格列本脲、格列吡嗪、格列喹酮、格列齐特等的降糖作用不依赖于血糖水平，需服后30分钟起效，约2小时达到降糖高峰，进食时正好是药物起效的时间，伴随食物的消化吸收，药物的作用也同时增强，在餐后2小时左右达到降糖峰值，以利于餐后血糖的控制。此外，磺酰脲类促胰岛素分泌剂的降糖作用迅猛，易出现低血糖反应，餐前服后不久进餐，也可延缓此不良反应（安全）。

（8）滋补药　人参、鹿茸于餐前服用吸收快。

（9）微生态制剂　部分活菌不耐酸，宜在餐前30分钟服用，如双歧杆菌活菌（丽珠肠乐）。

（10）肠溶衣制剂　鉴于餐后胃酸分泌明显增多，胃最大酸分泌量可达20～25mmol/h，胃部pH在正常饮食后达到3.0～5.0，十二指肠达到4.0～5.0，回肠和空肠达6.0～7.0，餐后服用可能在较高的酸环境下溶解和释药，使药物直接刺激肠黏膜，易导致不良反应。

 适宜餐中或进食时服用的药品有哪些？

餐中是指随餐服用，或放在汤粥、餐饭中服用，适宜的药品有：

（1）抗糖尿病药　二甲双胍可全面兼顾空腹、餐后血糖，作用与进餐时间无关，但其不良反应主要是刺激胃肠不适（包括恶心、呕吐、腹泻、腹痛、腹胀等），发生率大约为32%。为减少上述反应，可随餐服用（部分患者可在餐后，但肠溶制剂、缓释制剂宜在餐前30分钟服用）。

阿卡波糖、伏格列波糖应在就餐时随第1～2口饭吞服，以增强降糖效果

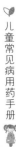

（餐中有双糖的靶标），并减少对胃肠道刺激（腹痛、腹胀、肠鸣音亢进），减少不良反应，增加患者依从性。中国人食谱中以碳水化合物（馒头、米饭、面条、包子）为主，由多糖、双糖转化为葡萄糖（单糖）数量较多，阿卡波糖等主要抑制小肠的 α-葡萄糖苷酶，延缓食物中多糖、双糖转化为可吸收的葡萄糖（单糖），餐后服用其糖转化过程已近结束，错过最佳的作用时间，疗效减弱。

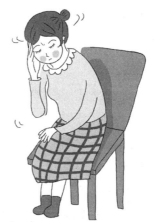

格列美脲的降糖活性突出，与磺酰脲受体结合速度较格列本脲快 2～3 倍，解离快 8～9 倍，胰外作用最强，适于第一次就餐时服。瑞格列奈和那格列奈与磺酰脲受体的结合与解离的速度较为迅速，促进胰岛素分泌的作用快而短，降糖起效迅速，服后起效时间分别为 30 分钟和 15 分钟，既可降低空腹血糖，又可降低餐时和餐后血糖，宜于进餐时服用。

（2）**抗麻风病药** 氯法齐明与食物同服，可增加吸收。

（3）**抗真菌药** 灰黄霉素难溶于水，与脂肪餐同服后，可促进胆汁的分泌，促使微粒型粉末的溶解，便于人体吸收，可提高血浆浓度近 2 倍。进食时服用酮康唑、依曲康唑、卡泊芬净，可促进吸收，提高生物利用度，减少恶心、呕吐等不良反应；进食时服用泊沙康唑，可使其血浆峰浓度和药-时曲线下面积较禁食状态下增高 3 倍。

（4）**抗病毒药** 更昔洛韦、伐昔洛韦、依非韦伦应于进餐时服用，以利于吸收；食物可使更昔洛韦血浆峰浓度增加 14%，药-时曲线下面积增加 30%。

（5）**助消化药** 乳霉生、酵母、胰酶、淀粉酶宜在餐中服用，一是与食物混在一起以发挥酶的助消化作用，二是避免被胃液中的酸破坏。

（6）**下丘脑垂体激素** 甲磺酸溴隐亭于进餐中或餐后服用，可减少不良反应。

（7）**非甾体抗炎药** 舒林酸与食物同服，可使镇痛的作用持久。吡罗昔康、依索昔康、氯诺昔康、美洛昔康、奥沙普嗪与餐同服，可减少胃黏膜出血。吲哚美辛、阿西美辛、依托度酸等于餐后或与食物同服，可减少发生不良反应的概率。

（8）**抗骨性关节炎药**　硫酸氨基葡萄糖（萄力）最好于进餐时服用，可减少短暂的胃肠不适和腹胀。

（9）**利胆药**　熊脱氧胆酸于早、晚进餐时服用，可减少胆汁胆固醇的分泌，有利于结石中胆固醇的溶解。

（10）**抗血小板药**　噻氯匹定进餐时服用，可提高生物利用度并减轻胃肠道不良反应。

（11）**抗心力衰竭药**　卡维地洛对充血性心力衰竭者需餐时服用，以减缓吸收，降低体位性低血压的发生。

（12）**抗高血压药**　食物可增加依普罗沙坦的吸收，使血浆峰浓度和药－时曲线下面积分别增加 80% 和 55%；美托洛尔进食时服用，可增加血浆浓度和药－时曲线下面积；喷布洛尔与食物一起服用可显著减少胃肠道症状。

（13）**减重药**　奥利司他可减少食物中脂肪的吸收，随进餐时服用，可减少脂肪的吸收率。治疗震颤麻痹药司来吉兰应在进早餐、午餐服用，以减轻可能出现的恶心、失眠等不良反应。

（14）**生物靶向抗肿瘤药**　依马替尼与餐和大量水同服可减少对消化道刺激。

适宜两餐中间服用的药品有哪些？

所谓两餐中服用系指在两餐之间，约间隔 120～180 分钟服用，适宜的药品有：

（1）**促胃肠动力药**　甲氧氯普胺（灭吐灵）可加快胃蠕动，酚酞可促进肠蠕动，使胃肠内食物的排空速度增速，不利于营养的吸收，宜放于两餐中服用。

（2）**铁剂**　习惯性常主张铁剂在餐后服用较好，餐后服铁固然可减少不良反应，但食物中的植物酸、磷酸盐、草酸盐等影响铁的吸收。因此，宜在或两餐间服用，但最佳时间是空腹。

（3）**胃黏膜保护剂**　双八面体蒙脱石（思密达）的成分为八面体蒙脱石微粒，其作用是覆盖消化道，与黏膜蛋白结合加强消化道黏液的韧性以对抗攻击因子，增强黏液屏障，防止酸、胃蛋白酶、非甾体抗炎药、酒精及病毒、细菌和毒素对消化道黏膜的侵害。应用治疗急性腹泻时，首次剂量加倍。将其溶于约 50 毫升的水中服用，但食道炎患者宜于餐后服用，其他患者于两餐之间服用。硫

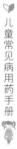

糖铝、米索前列醇、甘珀酸钠或麦滋林 –S 宜餐间服用，在此期间胃内缺少内容物，易于形成药物 – 蛋白膜层，或与胃蛋白酶结合抑制其活性，借以保护胃肠道黏膜。

适宜餐后服用的药品有哪些?

所谓餐后系指进餐后大约 30 分钟，适宜的药品有：

（1）**非甾体抗炎药** 包括阿司匹林、二氟尼柳、贝诺酯、对乙酰氨基酚（百服宁）、吲哚美辛（消炎痛）、布洛芬（芬必得）、吡罗昔康等，为减少对胃肠的刺激，大多数应于餐后服，只有塞来昔布（西乐葆）和罗非昔布（万络）除外，食物可延缓其吸收。

（2）**维生素** 维生素 B_2 伴随食物缓慢进入小肠，以利于吸收。

（3）**抑酸剂** 西咪替丁（泰胃美）、雷尼替丁（善胃得）等于餐后服比餐前服效果为佳，这是因为餐后胃排空延迟，有更多抗酸和缓冲的时间。

（4）**利尿剂** 氢氯噻嗪（双氢克尿塞）、螺内酯（安体舒通）与食物包裹在一起，可增加生物利用度。

（5）**抗菌药物** 头孢呋辛酯于餐后服用，可提高血药浓度，减少不良反应；头孢泊肟酯、头孢托仑匹酯与食物同服或餐后服用，使血浆峰浓度和药 – 时曲线下面积均增加；头孢沙定宜于餐后服用，可减少腹痛、腹泻等不良反应。四环素类的米诺环素、多西环素宜与食物同服，以避免胃肠道反应，宜多饮水，以免药物滞留于食管并崩解引起食管溃疡和刺激，四环素适于餐后服用，以减少不良反应。硝基咪唑类的呋喃妥因宜与食物同服，以利于吸收，同时减少不良反应。

适宜睡前服用的药品有哪些?

所谓睡前是指上床睡眠前的 30 ～ 40 分钟，沐浴或洗漱后，适宜睡前服用的药品有：

（1）**催眠药** 各种催眠药的起效时间有快、慢之分，水合氯醛、咪哒唑仑（速眠安）、司可巴比妥（速可眠）、艾司唑仑（舒乐安定）、异戊巴比妥（阿米妥）、地西泮（安定）、硝西泮（硝基安定）分别约在服后 10 分钟、15 分钟、20 分钟、25 分钟、30 分钟、40 分钟、45 分钟起效，再次为佐匹克隆（忆梦返）、唑吡坦（思诺思）、雷美替胺（瑞美替昂）均为 15～30 分钟，艾司佐匹克隆（鲁尼斯塔）为 10～25 分钟，失眠者可择时选用，服后安然入睡。

（2）**平喘药**　哮喘多在凌晨发作，睡前服用沙丁胺醇、氨茶碱、二羟丙茶碱（喘定），止喘效果更好。

（3）**调节血脂药**　包括洛伐他汀（美降脂）、辛伐他汀（舒降之）、普伐他汀（普拉固）、氟伐他汀（来适可）、阿妥伐他汀（立普妥）、瑞舒伐他汀（可定）宜提倡睡前服，缘于肝脏合成脂肪峰期多在夜间，帮助合成胆固醇的限速酶羟甲基戊二酰辅酶 A 还原酶活性极高，晚餐后服药有助于提高疗效（降低胆固醇、三酰甘油）。

（4）**抗过敏药**　苯海拉明、异丙嗪、氯苯那敏（扑尔敏）、特非那定（敏迪）、赛庚啶、酮替芬等服后由于对中枢神经的抑制作用，易出现嗜睡、困倦、疲乏和注意力不集中等表现，睡前服安全并有助睡眠，尤其对司机、高空作业、精密仪器操作者。

（5）**钙磷代谢调节药**　降钙素（依降钙素、鲑鱼降钙素）于睡前应用（鼻喷、肌内或皮下注射）有助于降低不良反应。

（6）**缓泻药**　酚酞（果导）、比沙可啶、液体石蜡等服后大约 12 小时排便，间隔一夜于次日晨起泻下。

🌱 第二节　正确服药有方法

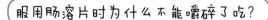

服用肠溶片时为什么不能嚼碎了吃？

常用的肠溶片剂是指在胃液中不崩解，而在肠液中能够崩解和吸收的一种片剂。因为许多药品在胃液的酸性条件下不稳定，易于分解失效或对胃黏膜有刺激性，还有的药品仅在小肠中吸收；此外，尚有缓慢释放药效的需求。因此，在片剂的外层包裹一些明胶、虫胶、邻苯二甲酸醋酸纤维素、树脂等肠溶衣，等于给片剂穿了一身衣服保护起来，使得在胃液中 2 小时内不会发生崩解或溶解。

肠溶衣片（胶囊）应整片（粒）吞服，绝不可咀嚼。肠溶衣片（胶囊）可使制剂在胃液中 2 小时不会发生崩解或溶解，其目的是为了满足药物性质及临床需要。如：①减少药品对胃黏膜的刺激性；②提高部分药品在小肠中的吸收速率和利用度；③掩盖药品不良臭味；④保护药品效价，避免部分药品在胃液酸性条件下不稳定、易分解失效的特性，提高药物的稳定性。若嚼碎后服用，将失去上述作用。

 除肠溶片外，哪些药品在服用时不可嚼碎？

（1）**缓、控释制剂** 在制剂工艺具有特殊的渗透膜、骨架、泵、储库、传递孔道等结构，一般不可掰开或咀嚼应用（有刻痕制剂除外），以免破坏剂型的缓控释放系统而失去其缓释、控释作用。如硝苯地平控释片是通过膜调控的推拉渗透泵原理制成的，需整粒服用；氯化钾控释片采用膜控法制成，也不可掰断服用。只有基质控制法（骨架控制法）的少数品种，如曲马多缓释片采用特殊缓释技术使其可使用半粒，有划痕的琥珀酸美托洛尔缓释片可以掰碎。

（2）**抗心律失常药** 普罗帕酮片有一定局部麻醉作用，嚼碎后会造成患者不适、口唇麻木、便秘，不宜嚼碎。

（3）**镇咳药** 苯丙哌林服用后，可对口腔、咽喉黏膜产生麻醉作用，服用时需整粒吞服，切勿嚼碎，以免引起口腔麻木感。

（4）**助消化药** 胰酶、米曲菌胰酶片（慷彼申）服用时不可嚼碎，应整片吞下，以免药粉残留在口腔内，腐蚀消化口腔黏膜而引起严

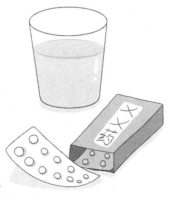

重的口腔溃疡。

（5）缓泻药　比沙可啶对黏膜有较强的刺激性，为避免对胃刺激可服用肠溶片，不能咀嚼，且服药前 2 小时不宜服用抗酸药、乳汁、牛奶，不可进食。

（6）质子泵抑制剂　奥美拉唑、兰索拉唑、泮托拉唑、埃索美拉唑等具有相同的硫酸酰基苯并咪唑结构，其稳定性受到酸度、光线、金属离子、温度等多因素的影响，其中亚磺酰基为弱酸性化合物，其水溶液不稳定，易溶于碱，微溶于水，在酸性溶液中不稳定，极快分解化学结构发生变化而出现聚合、变色，分解产物为砜化合物、硫醚化合物。因此，常制成肠溶制剂（片或胶囊），至小肠内溶解再吸收，以规避酸性的破坏作用。在临床应用中必须注意，服用时应整片（粒）吞服，不得咀嚼或压碎，并至少在餐前 1 小时服用。

服用时需要嚼碎的药品有哪些？

在普通人看来，药片需整片吞咽，无需多此一举嚼碎它。然而，确有一部分药片依其所对疾病的作用，服用时非嚼碎不可。

（1）抗酸药　氢氧化铝、复方氢氧化铝（复方胃舒平）、碳酸镁、胶体次枸橼酸铋嚼碎后进入胃中很快在胃壁上形成一层保护膜，从而减轻胃内容物对胃壁溃疡的刺激，同时嚼碎后扩大与胃酸接触的面积，使抗酸作用发挥得更为完全；如酵母片，因其含有黏性物质较多，不嚼碎在胃内形成黏性团块，会影响药物的作用。

（2）抗心绞痛药　心绞痛可随时发作时，硝酸甘油片嚼碎含于舌下，才能迅速缓解心绞痛；高血压者在血压突然增高，低压达 13.33kPa（100mmHg）以上时，立即取一片硝酸苯地平（心痛定）嚼碎舌下含化，则能起到速效降压作用，从而免除了因血压过高可能带来的危险。

（3）平喘药　异丙上腺素治疗支气管哮喘、心源性休克和房室传导阻滞等急症时，需将药片嚼碎含于舌下，扩大与黏膜接触的面积和吸收（舌下静脉）速度，迅速缓解支气管平滑肌和冠状动脉平滑肌痉挛，否则达不到速效。

（4）抗过敏药　色羟丙钠为过敏反应介质阻滞剂，性质稳定，用于过敏性鼻炎、结膜炎、过敏性哮喘、日光性皮炎及其他过敏性反应，宜在餐前 30 分钟嚼碎后服用，以尽快吸收。治疗急性过敏病症时，宜将药片嚼碎服，以尽快发挥作用。

（5）咀嚼片　剂型为咀嚼片的药品有铝碳酸镁咀嚼片、头孢克肟咀嚼片、碳酸钙维生素咀嚼片等。嚼碎有利于这些药物更快、更好地发挥药效。

哪些药片不能掰开喂给孩子？

缓释片剂或胶囊的外观与普通片剂或胶囊剂相似，但在药片外部包有一层半透膜。口服后，胃液可通过半透膜进入片内溶解部分药物，形成一定渗透压，使饱和药物溶液通过膜上的微孔，在一定时间内（如 24 小时）非恒速地缓慢排出。一旦药物释放完毕，外壳即被排出体外。其特点是释放速度不受胃肠蠕动和 pH 变化的影响，药物易被人体吸收，并可减少对胃肠黏膜的刺激和损伤，因而可减少药品的不良反应。

由于控释、缓释的制剂工艺和释放药物的装置（单层膜溶蚀系统、渗透泵系统等），原则上服用时不可掰碎、嚼碎或研磨。

不可掰碎的缓释制剂有：硝苯地平控释片（拜新同）、吲哒帕胺缓释片（纳催离）、非洛地平缓释片（波依定）、甲磺酸多沙唑嗪控释片（可多华）、格列齐特缓释片（达美康缓释片）、格列吡嗪缓释片（秦苏）、格列吡嗪控释片（瑞易宁）、双氯芬酸钠缓释片（扶他林）、克拉霉素缓释片（诺邦）、丙戊酸钠缓释片（典泰）、吡贝地尔缓释片（泰舒达）、硫酸吗啡缓释片（美施康定）、氯化钾缓释片（补达秀）。

哪些药片可以掰碎了服用？

缓释、控释制剂能使血浆药物浓度平稳、峰谷现象减小，平滑指数提高，可以减少服药次数、降低不良反应、提高患者服药的依从性。缓释、控释制剂释药速度缓慢，起效时间也较普通剂型慢。为了改善这一点，现在常包裹不同厚度衣膜的药制制成片剂或制成胶囊，使同一制剂既有缓释也有速释部分，从而达到既速效又长效的目的。缓控释制剂制成片剂的情况较多，缓释胶囊较少，缓释胶囊不能掰开、去胶囊或者半粒服用。缓释片或控释片是否可以掰开服用主要取决于制备控缓释制剂的过程及应用原理，能否掰开服用应由工艺类型而定。

目前，绝大多数已上市的缓释片、控释片是通过单层膜溶蚀系统、渗透泵系统实现缓释作用的，是不可以掰开、咀嚼或碾碎服用的，否则易造成用药过量，甚至中毒，引起严重不良反应。其次，部分企业的缓释、控释制剂，是通过多单元、独特的微囊技术实现缓释效果的，这些制剂可掰开服用，但同样不可咀嚼或碾碎服用。临床上可以掰开服用的缓释制剂有：

（1）**单硝酸异山梨酯缓释片（依姆多、索尼特、欣康）** 薄膜衣片，30毫克为粉红色，60毫克为黄色。口服，用于血管痉挛型和混合型心绞痛，也用于心肌梗死后的治疗及慢性心力衰竭的长期治疗，剂量宜个体化，并依据临床症状做相应调整，晨起服用。为避免头痛，初始2~4天期间一次30毫克，正常剂量60毫克，必要时可增至120毫克/天，一日1次，晨起服用。片剂可沿刻槽掰开，服用半片。整片或半片服用前应保持完整，用大约100毫升水吞服，不可咀嚼或碾碎服用。

（2）**琥珀酸美托洛尔缓释片（倍他乐克）** 有两种规格47.5毫克（相当于酒石酸美托洛尔50毫克）和95毫克（相当于酒石酸美托洛尔100毫克）。口服，用于高血压一次47.5~95毫克；用于心绞痛一次95~190毫克；用于心功能II级的稳定性心力衰竭一次23.75毫克，2周后可增至47.5毫克，心功能III~IV级的稳定性心力衰竭一次11.875毫克，一日1次，晨起服用，可掰开服用，但不能咀嚼或压碎，服用时应用至少100毫升水和其他液体送服，同时摄入食物不影响其生物利用度。

（3）**丙戊酸钠缓释片（德巴金）** 每片含333毫克丙戊酸钠及145毫克丙戊酸（相当于500毫克丙戊酸钠）。口服，用于抗癫痫，成人一日20~30毫克/千克体重；儿童一日30毫克/千克体重。用于抗躁狂，成人初始500毫克/天，分2次服用，早、晚各1次，一周增至1500毫克/天。维持剂量1000~2000毫克/天，一日1~2次。在癫痫已得到良好控制的情况下，可考虑一日服药1次。本品应整片吞服，可以对半掰开服用，但不能研碎或咀嚼。

（4）**盐酸奥昔布宁缓释片（依静）** 口服，用于治疗合并有急（紧）迫性尿失禁、尿急、尿频等症状的膀胱过度活动症，初始剂量一次 5 毫克（半片），然后根据疗效和耐受性渐增剂量，每次增加 5 毫克，最大剂量 30 毫克 / 天，一日 1 次。需随液体吞服，不能嚼碎或压碎，但可根据 Half（制剂上标注的半片线）线掰开半片服用。

（5）卡左双多巴控释片息宁（息宁） 本品卡比多巴与左旋多巴的比例为 1：4，有两种规格：卡比多巴 50 毫克和左旋多巴 200 毫克、25 毫克 /100 毫克。口服，用于原发性、脑炎后震颤麻痹综合征、症状性震颤麻痹综合征（一氧化碳或锰中毒）。服药间隔为 4～12 小时。本品 50 毫克 /200 毫克可整片或半片服用，但不能咀嚼，也不能碾碎药片。本品 25 毫克 /100 毫克是特别为从未接受过左旋多巴治疗的早期患者而设计的，只可整片服用（某些患者早晨服用第一剂本品后的起效时间比普通片常延迟 1 小时）。

（6）咪唑斯汀缓释片（皿治林） 每片 10 毫克。用于 12 岁以上儿童及成人所患的荨麻疹、季节性过敏性鼻炎（花粉症）及常年性过敏疾病，推荐剂量为一次 10 毫克（1 片），一日 1 次。

万一漏服药品，需要在下次找补回来吗？

有时候孩子忘记了按时服药，这时要记住，不能随意补服，要视情况而定。

[1] 每天需要服用多次（3～4 次）的药品，如漏服时间不超过 2 次服药间隔的半数时间（2～3 小时），可以补服；如果超过 2 次服药间隔的半数时间（4～6 小时）不宜补服，仅服用下次的剂量。

[2] 每天需要服用 2 次的药品，如漏服时间不超过 2 次服药间隔的半数时间（4～6 小时），可以补服；如超过 2 次服药间隔的半数时间（6～8 小时）不宜补服，仅服用下次的剂量。

[3] 每天仅需服用 1 次的药品，如果漏服时间不超过 1 天，可以补服。如果

超过 1 天，仅服用第 2 天的剂量。千万不要追加剂量，以免发生意外（低血糖、低血压、休克、晕厥等）。

可以将胶囊剂中的药粉倒出来服用吗？

胶囊剂是将药粉装填于硬胶囊或软胶囊中而制成的固体制剂。有些儿童不习惯胶囊剂的个头大，不宜吞服，愿意把其中的药粉倒出来服用，其实这是不可取的。

1 部分药品有恶臭、苦味、异味，装入胶囊剂可以掩盖，但如果倒出来则失去了保护作用，减弱了服药的舒适度。

2 部分胶囊剂具有肠溶性质，肠溶胶囊可以避免药品被胃酸破坏，并减轻药品对胃黏膜的刺激，使药品到达小肠后再被崩解吸收。如果抛弃了胶囊壳，则失去了肠溶作用。

3 部分药品装入胶囊，还可保护药品免受光线、潮湿、温度和氧气的影响，增加药品的稳定性，如果将药粉倒出来则失去了保护作用。总之，在没有特殊说明和需要的前提下，一定不要把胶囊剂中的药粉倒出来服用，一是避免影响药效，二是防止增加药品不良反应。

🌱 第三节 孩子使用注射剂，家长要当心

注射剂是指经注射给药注入体内的药物无菌制剂，包括无菌溶液、乳浊液或混悬液，以及临用前配制的无菌粉末（粉针）或模压片。小容量的注射剂俗称针剂，每支容量 0.5～20 毫升，大容量每瓶超过 50 毫升者又称输液剂。提供临床皮下、皮内、肌内、静脉、动脉、心内、穴内、瘤内、鞘内、眼球后、胸腔、腹腔、关节腔内和静脉滴注或注射。

注射给药为临床常用的给药途径。其中，静脉滴注给药最为常用，对于急性病、危重病、儿童或老年病者，或在抢救治疗中常作为首选。我国研制和生产的注射药物（输液剂）在不断上市，尤其是中药注射剂更是迅速发展，临床上在联合用药（即在同时以一种输液器中添加多种药物）的概率逐渐增多，因而出现择选适宜的溶媒、溶解和稀释浓度、滴注速度、不良反应、药物合并应用中的相互作用和配伍禁忌的各种问题在所难免，这是临床实际工作中所关注和必须解决的问题。虽家庭里很少使用注射剂，但也应了解一下基本常识。

静脉滴注给药比口服给药好吗？

有些人形容国内的临床治疗惯用"三素一汤"，即抗生素、激素、维生素和输液，所谓的汤就是输液，即打点滴（挂水、打滴流）。难道说，输液就一定比口服疗效好吗？这个问题需要辩证地看待。

静脉滴注与口服（片剂、胶囊剂、颗粒剂）的给药途径不同，在药物的吸收率、生物利用度、血浆达峰时间、血浆峰浓度、血浆半衰期上相比，必须依照具体药品分析，有些品种差距很大，但大多数品种则十分接近，没有较大的差异。所以除外急性疾病者、抢救濒危者、昏迷者、不能进食者以及必须静脉给药的药品（没有口服制剂的），可以通过静脉滴注给药外，大多数给药应以口服为主。

如阿奇霉素服后较易吸收，生物利用度为 37% ~ 40%，静脉注射生物利用度为 91.02%。非甾体抗炎药美洛昔康（莫比克）口服吸收良好，生物利用度为 89%，进食对药物吸收几乎没有影响，肌内注射吸收迅速且完全，生物利用度平均为 97% ~ 99%，3 ~ 5 天均达稳态血浆浓度。因此，临床上无必须应用注射剂的指征。

对于慢性病、常见病、可以进食者或适宜口服给药者没有必要也无须注射。口服与注射给药在生物等效性近似的（表 4-1），常见病或适宜口服给药者没有必要也无须注射。口服与注射给药在生物等效性近似的，凡是口服可收到疗效的无须注射，或在病情稳定后采用序贯治疗，尤其是感染性疾病（医院获得性肺炎、社区获得性肺炎、急性肾炎、急性肾盂肾炎、慢阻肺急性发作、阑尾炎等），尽快由静脉滴注改为口服给药。

我国的输液剂年总产量超过百亿瓶，按13亿人口算人年均8瓶，远超世界水平（平均2.5～3.3瓶），成为不合理用药的重灾区和社会公害。其所带来的感染、创伤、炎症、血栓、异物、微粒、热源和热源样反应、过敏反应乃至死亡事件和医疗费用的浪费都令人震惊（静脉滴注与口服用药的价格比大约为10∶1），在历年全国严重不良反应的事件报告中，占据总量的七成，排序第1位。其中70%是由医生强加于患者应用的，同时注射剂的溶剂选择、容积、滴速、配伍相容性也极不规范、极不合理。

表4-1 生物等效性近似的药物

药品	生物利用度（%）		血浆达峰时间（小时）		血浆峰浓度（微克/毫升）		价格比（倍）
	口服	静脉滴注	口服	静脉滴注	口服	静脉滴注	口服静脉滴注
氧氟沙星	95～100	98～99	0.7～1.0	1	1.33～5.6	3.35～6.12	1∶12
左氧氟沙星	99～100	99	0.9～2.4	1	0.6～2.0	2.8～4.0	1∶8
环丙沙星	52～70	98	1～1.4	0.9～1	2.5～2.7	2.1～4.6	1∶34
培氟沙星	90～92	99	1.2～1.5	1	2.5～4.5	5.8	1∶20
洛美沙星	90～99	—	1～1.5	1	1.4～5.2	—	—
司帕沙星	77～79		4.0～4.7		0.25～1.14	—	—
加替沙星	96～97	96	1～2	0.9～1	4.0	4.6	1∶5
莫西沙星	75～86	—	1.5～4	1	1.16～2.5	—	—

因此，不能盲目地输液，过度输液会带来很多麻烦，给病人带来感染、热源、血管内膜损伤等风险，同时也浪费了许多医药成本，得不偿失。"能口服的不注射，能注射的不输液。"

静滴速度以每分钟多少药液最为适宜？

静脉滴注，简称"打滴溜"或"打点滴"。有人认为，静滴时药液的滴速每分钟快慢几乎没什么关系，只要把药液输进血管就行。有的患者在医护人员不在场时，随意加快或减慢药液的滴速，这是很危险的，我们应当知道药液的滴速里大有学问。

1 儿童和老年人、心肾功能较差的人必须慢滴，否则会因短时间内输入大量液体，使心脏负担过重，甚至导致心力衰竭。

2 因腹泻、呕吐、出血、烧伤等引起人体严重脱水而出现休克者，静脉滴注的速度要快。如有必要甚至可在手、足同时静滴（多通道输液），以尽快增加血容量，促使病情好转。

3 患严重心、肺疾病及肾功能不良者，不宜静脉滴注，以免加重心肺的负担。非用不可时应谨慎，使药液呈小滴，滴速要慢，同时密切观察心、肺、肾功能。

4 不同药的滴速也不一样，如高渗氯化钠注射液、钾剂、升压药的滴速宜慢。治疗脑出血、颅内压增高的疾病时，滴速应快，一般要求在15～30分钟滴毕20%甘露醇注射液250毫升，否则起不到降低颅压的作用。β-内酰胺类浓度依赖性杀菌类抗生素（青霉素类、头孢菌素类、氧头霉烯、碳青霉烯类）也宜快速静滴，以迅速杀菌，避免效价降低。

5 治疗脑卒中常用药的渗透压较高，输入体内后，会在短时间内使患者的血容量快速增多，导致心脏负担过重，甚至发生心力

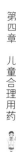

第四章　儿童合理用药

衰竭、肺水肿等症。因此，滴速每分钟多少滴为宜，是一个比较复杂的问题。一般来说，成人以 40~60 滴/分钟，儿童以 30~50 滴的滴速较安全，对含有钾、钙、镁离子的抗菌药物滴速更应缓慢。但最佳滴速应由医护人员根据用药者的年龄、病情和药物性质来控制，患者不宜随意调整滴速。

应用青霉素前是否必须做皮肤敏感试验？

青霉素皮肤敏感试验实质上是应用极少的抗原（激发反应），注射于皮内，测试人体内是否存在有相应抗体的一种方法，体内有青霉素抗体者可出现反应。皮试可避免用药后出现严重的全身过敏反应。可致人体过敏的致敏原有外、内源性之分：

1 外源性：来自 β–内酰胺类在生物合成时带入残留的蛋白多肽类杂质（不同规格、批号、不同生产企业）。

2 内源性：来自生产、储存和使用中 β–内酰胺环开环自身聚合，生成的高分子聚合物（青霉烯酸）。

青霉素为小分子化合物，本身并无外抗原性，但母核极不稳定，容易发生重排、分解和聚合反应，所形成的高分子产物与过敏性休克有密切的关系。头孢菌素的母核较为稳定。不易形成聚合性产物。

分子中尤其 β–内酰胺环易发生重排，分解和聚合，其降解物（苄基青霉素噻唑基、青霉烯酸分别占 95% 和 5%）和杂质，具高度活性，与体内蛋白质牢固结合，形成结合抗原。后者与多数严重的过敏反应密切相关。

过敏反应的发生是抗原与抗体多价结合的结果，多价结合后发生桥联反应促使组胺释放，导致速发型过敏反应发生。青霉素药物血清病型反应发生率为 2%~7%，过敏性休克发生率为 0.004%~0.04%，所以青霉素用前必须做皮试。无论注射或口服给药，用前均须皮试，可用青霉素皮试液，也可用所需药（哌拉西林）皮试液，对阳性反应者禁用。

但有一点需探讨，目前对青霉素类所有药物均以青霉素溶液进行皮肤试验，由于青霉素类抗原决定簇的多样性，造成过敏者产生特异性抗体的多样性。当青霉素母核结构成为主要决定簇时，即血清特异性抗体识别母核结构时，意味着该患者对所有的青霉素类药发生过敏，表现为青霉素类部分交叉或交叉反应。当侧链成为重要抗原决定簇，即该患者血清特异性抗体仅识别侧链而不识别母核结构，意味着该患者只是对该药或相同侧链结构的药物发生过敏，表现为青霉素类部分交叉或无交叉反应。即用青霉素皮试结果，决定患者对其他所有青霉素类药是否过敏是不够严谨的。

青霉素与头孢菌素是否有交叉过敏性？

研究表明，头孢菌素类 7 位侧链和青霉素 6 位侧链是两者交叉过敏的基础，两者侧链结构越相似，交叉过敏反应越强；两者侧链结构完全不同，则可能不发生交叉过敏反应。

青霉素与头孢菌素有部分过敏交叉关系（发生率为 3% ~ 15%），头孢菌素过敏者未必对青霉素过敏。患者对一种头孢菌素或头霉素过敏时对其他头孢菌素或头霉素有过敏的可能。临床上大约 8% 的青霉素类药过敏史者，对头孢菌素类也过敏，为无过敏史者的 4 倍，呈现不完全无交叉过敏线，故用青霉素代替头孢菌素进行皮试，不仅假阳性多，且结果也不完全可靠。提示用青霉素皮试代替头孢菌素皮试是不准确的。

各种头孢菌素之间均无共同抗原决定簇，过敏反应更多依赖于其侧链分子结构（次要决定簇）。应用拟用药进行皮试，不仅提高了皮试准确性，还能减少过敏反应的发生，所以使用某种头孢菌素皮试结果代替其他头孢菌素类皮试的做法是不妥的。

应用头孢菌素前是否必须做皮肤敏感试验？

研究显示：注射射前皮试与否的死亡和休克发生率有显著差异。为此，我们建议：

[1] 对青霉素过敏者慎用头孢菌素；当确定患者发生由免疫球蛋白（IGE）介导的青霉素过敏反应时，尽量避免应用具有与青霉素结构相似侧链的第 1 、 2 代头孢菌素，最好选用第 3 代头孢菌素，发生过敏性休克史和即刻反应者不宜再用。

② 不能以青霉素皮试液来判断患者对头孢菌素是否过敏。

③ 由于头孢菌素各个品种之间缺乏共同抗原决定簇，每种头孢菌素应做针对性强的皮肤试验（300～500微克/毫升，皮内注射0.1毫升）。

④ 皮试中也可发生严重反应（发生率2.3%），注射后宜观察30分钟，对严重过敏史者且过敏史可靠则不再皮试，改用万古霉素或其他抗菌药品。

⑤ 变态反应发生时间一般是在接触抗原的3～5天，对青霉素、头孢菌素两次用药间隔超过72小时需重新皮试。

⑥ 由于头孢菌素类的过敏反应较为严重，轻者出现皮疹、哮喘，重者发生休克、喉头水肿，乃至死亡（少数患者有迟发反应，过敏反应出现在用药后2～3天）。为保证患者用药安全和权益，减少药品不良事件和医患纠纷，对药品说明书明确提示皮试的药品必须进行皮试，对没有明确提示的有条件的也尽量进行皮试（尤其是高敏体质者）。

哪些注射剂用前须做皮肤敏感试验？

有些药如抗生素中β-内酰胺类的青霉素、头孢菌素等，氨基糖苷类抗生素的链霉素、庆大霉素，维生素、碘剂、局麻药、免疫调节剂、生物药品（酶、抗毒素、类毒素、血清、菌苗、疫苗）等在给药后极易引起过敏反应，甚至出现过敏性休克。为安全起见，需在注射给药前进行皮肤敏感试验，皮试后观察15～20分钟，以确定阳性或阴性反应。

由于头孢菌素类抗生素可引起过敏性反应或过敏性休克，同时与青霉素类抗生素存在交叉过敏性，概率在3%～15%，但目前头孢菌素应用前是否进行皮肤试验的临床意义尚有极大争议。《中国药典临床用药须知（2015年版）》等相关著作尚无定论。国外文献证实：若患者以前发生过青霉素过敏性休克者，应禁用头孢菌素，若过敏反应轻微，必要时可在严密监护下，给予头孢菌素类抗生素。但近年来有多例报道，头孢菌素可致过敏性休克甚至死亡，为慎重起见和对患者的安全用药负责，建议在应用前进行皮肤试验，并提示应用所注射的药品品种进行皮试。《中国药典临床用药须知（2015年版）》中必须做皮肤敏感试验的药物见表4-2。

表 4-2 常用药物皮肤敏感试验的药液浓度与给药方法

药物名称	皮试药液浓度（毫升）	给药方法与剂量
细胞色素 C	0.03 毫克（皮内），5 毫克（滴眼）	皮内 0.03～0.05 毫升，划痕 1 滴，滴眼 1 滴
降纤酶注射剂	0.1BU	皮内 0.1 毫升
门冬酰胺酶	20U	皮内 0.02 毫升
玻璃酸酶	150IU	皮内 0.02 毫升
青霉素钾注射剂	500U	皮内 0.1 毫升
青霉素钠注射剂	500U	皮内 0.1 毫升，划痕 1 滴
青霉素 V 钾片	500U	皮内 0.1 毫升
普鲁卡因青霉素注射剂 - 青霉素	500U	皮内 0.1 毫升
普鲁卡因青霉素注射剂 - 普鲁卡因	2.5 毫克	皮内 0.1 毫升
苄星青霉素注射剂	500U	皮内 0.1 毫升
胸腺素注射剂	25 微克	皮内 0.1 毫升
白喉抗毒素注射剂	50～400IU（稀释 20 倍）	皮内 0.1 毫升
破伤风抗毒素注射剂	75IU（稀释 20 倍）	皮内 0.1 毫升
多价气性坏疽抗毒素注射剂	250U（稀释 20 倍）	皮内 0.1 毫升
抗蛇毒血清注射剂	50～200U（稀释 20 倍）	皮内 0.1 毫升
抗炭疽血清注射剂	稀释 20 倍	皮内 0.1 毫升
抗狂犬病血清注射剂	20U（稀释 20 倍）	皮内 0.1 毫升
肉毒抗毒素注射剂	稀释 10 倍	皮内 0.05 毫升
玻璃酸酶注射剂	150U	皮内 0.02 毫升
α - 糜蛋白酶注射剂	500 微克	皮内 0.1 毫升
鱼肝油酸钠注射剂	1 毫克	皮内 0.1～0.2 毫升

注：苯唑西林钠、氯唑西林钠、氨苄西林钠、阿莫西林、羧苄西林钠、哌拉西林钠、磺苄西林钠注射剂和青霉胺片剂等皮试药液浓度和给药剂量同青霉素。

第四节　正确服用中药

服用中药（饮片、中成药）的时间与疗效密切相关，时间要根据病情和不同方药而定。此外，如何煎煮中药也非常重要。

> 常用的中药剂型，您给孩子用对了吗？

正确服用中药蜜丸

丸剂是中药材细粉或提取物加适宜的黏合剂而制成球形的内服制剂，分为水丸、水蜜丸、蜜丸、糊丸、蜡丸、浓缩丸和微丸等7类。是中成药主要的传统剂型之一，列为"丸散膏丹"之首。

大蜜丸以蜂蜜为黏合剂，具有味甜、滋润、作用和缓等特点，适用于慢性病及需滋补者，每丸重3克、6克或9克。

1 服用前剥去外壳（蜡壳、塑料壳、纸壳），取出蜜丸放于洁净的白纸上。

2 洗净双手，用小刀切块成黄豆大小，用手搓圆。

3 以温开水或芦根水、姜水、红糖水送咽，或将蜜丸直接放入口内嚼细，用温开水送服。

4 对胃肠吸收功能不良者，先将大蜜丸加入适量水研碎，化为药糊状，将汤渣一起服下。

5 大蜜丸在贮藏过程中由于温度过高或过分干燥会引起皱皮甚至干裂；或受潮发霉或虫蛀鼠咬，一旦发生上述情况就不要再服。

正确服用中药小蜜丸

小蜜丸也是以蜂蜜为黏合剂，具有味甜、滋润、作用和缓等特点，服用方便，适于慢性病及需滋补者。一般每100丸重9克。

1 服用剂量常以"克"表示，服前宜仔细算好服用量，不要散失或出错。

2 以温开水或芦根水、姜水送咽，不宜以茶水、咖啡或奶制品送服。

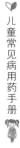

儿童常见病用药手册

③ 小蜜丸在贮藏中由于温度过高会干裂；或受潮发霉成团，一旦发生上述情况不要再服用。

🔍 正确服用颗粒剂

中药颗粒剂是指中药提取物与适宜辅料或饮片细粉制成具有一定粒度的颗粒状制剂。它吸收较快、显效迅速、质量稳定、携带和服用方便。但应注意：

① 不同类型的颗粒剂宜用不同的服用方法：①可溶型颗粒剂宜用温开水冲服；②混悬型颗粒剂用水冲开后，如有部分药物不溶解，也应一并服用，以免影响药效；③泡腾型颗粒加水泡腾溶解后服用，切忌放入口中直接服用；④肠溶颗粒、缓释颗粒、控释颗粒宜直接吞服，切不可嚼服，以免破坏制剂的释放药物结构，不能发挥药物缓释、控释效果。

② 服用中药颗粒剂所溶药的容器最好为搪瓷、玻璃、陶瓷或不锈钢等用具，不宜应用铁器或铝制品等容器，以免影响疗效。

③ 不宜加糖服用，部分中药颗粒剂味苦，家长习惯加糖给孩子送服，以冲淡苦味，这种做法不利于疾病的治疗。①中药化学成分复杂，其中的蛋白质、鞣质等成分能与糖，特别是与含铁、钙等无机元素和其他杂质较多的红糖发生化学反应，使药液中的某些成分凝固变性，进而混浊、沉淀，不但影响药效，甚至危害健康；②糖可抑制某些退热药的疗效，干扰药液中矿物质元素和维生素的吸收；③糖还能降解某些药，如马钱子的有效成分，使疗效降低；④某些健胃的中药，它们之所以能健胃，就是利用其苦味或其他异味来刺激消化腺的分泌而发挥疗效的，加入糖后势必会削弱这一作用。

④ 颗粒剂易于吸湿，应置于干燥处保存。

🔍 正确服用煎膏剂

煎膏剂是指中药饮片用水煎煮，取出煎煮液浓缩，加炼蜜或糖（或转化糖）制成的半流体制剂。由于是经浓缩并含较多的糖或蜂蜜等辅料而制成，因而具有浓度高、体积小、易吸收、甘甜悦口、易于保存和便于服用等特点。其可滋补、强身、抗衰、延年益寿，所用药物及其赋型剂糖、蜂蜜多具补益作用，可提高人体的免疫功能，如枇杷膏、益母草膏、夏枯草膏、十全大补膏等。

1　煎膏剂多以补药作为君药，滋补为主，不宜在服药期间饮茶。此外，在服用煎膏剂期间，应避免服用生冷、辛辣、黏腻、腥臭等不易消化及有特殊刺激性的食物。

2　自立冬之日起至立春约 3 个月的时间，为进补煎膏剂的最佳时间。以餐前空腹服用为佳，如空腹服用引起腹部不适、食欲减退、腹胀，可把服药时间改在餐后 1 小时。用少量开水烊化或以温热黄酒冲服。

3　服用煎膏剂前，医生经诊断后进行辨证分析，先开好汤剂服用 1～3 周，即为开路药，目的是为患者对煎膏剂的消化吸收创造有利条件。如患者不存在服用煎膏剂的障碍，则可直接服用煎膏剂。

4　存放煎膏剂的容器以搪瓷、瓷瓶为主，不可用铝锅、铁锅等。必须先洗净，用开水烫后烘干，方可盛放煎膏剂。煎膏剂应放在阴凉处，放在冰箱内更佳。

🔍 正确服用口服液

口服液多为 10 支 1 盒的包装，服用时宜按下列步骤进行：

1　小心撕开口服液的金属瓶盖口处的金属小条（撕时如金属条断裂，可用小钳子撕下）。

2　启开瓶盖后，注意瓶口是否有破口（防止细碎玻璃屑入口）。

3　将吸管透过瓶盖插入瓶底，用吸管吸取药液，但用力不宜过猛，以免呛肺。

4　如无吸管，可把药液倒至容器内服用。

5　有些药品在储存过程中会产生浑浊或沉淀，如果为正常现象（非絮状物、黑色沉淀），服前应摇匀。

🔍 正确应用散剂

散剂是指饮片或提取物经粉碎、均匀混合制成的粉末状制剂，分为内服散剂和外用散剂。后者又可分为：①撒布散剂；②吹入散剂；③牙用散剂。内服散剂为细粉，适于老年人和婴幼儿服用；外用散剂对创面有一定的机械性保护作用，适宜溃疡、烧伤、外伤等治疗。

1 散剂一般宜用温开水送服，服后 30 分钟内切勿进食，同时切忌饮水过多，药物被过度稀释，以免影响药效。

2 如果服用剂量较大，应少量多次送服，以免引起呛咳、吞咽困难。当引起患者呛咳、咽部不适时，可使患者取坐位，仰头含少量温开水，轻拍其背部，排出可能吸入的少量药粉。

3 如果中药散剂服用不便，可用蜂蜜加以调和送服，或以药汁送服，也可装入胶囊中吞服，避免直接吞服，刺激咽喉。但对于温胃止痛的散剂，如胃活散，则不需用水送服，直接舔服即可，以便药物在胃中多停留一些时间发挥治疗作用，一般服后 1 小时再饮水为宜。

4 外用散剂时应根据不同药物性质，采用不同的方法：①撒敷法：将药粉直接均匀地撒布于患处，再用消毒纱布或贴膏固定，达到解毒消肿、提腐拔脓、生肌敛疮的功效，如生肌散、珍珠散等；②调敷法：用茶、黄酒、香油等液体将药粉调成或研成糊状敷于患处。例如可用茶水调敷如意金黄散，取茶叶解毒消肿之效；还可用黄酒调敷七厘散、九分散等。

您给孩子煎煮中药（汤药）的方法正确吗？

煎中药是为了使中药材里的有效成分溶解入水中，便于饮用和治疗疾病。煎中药的各个环节，必须规范操作，否则不但药材的成分不能充分利用，还可能使药性发生改变，对人造成危害。煎中药宜按以下环节进行：

（1）煎药容器　最好使用砂锅和陶罐，玻璃烧杯、搪瓷杯（瓷面完好，不露铁）次之，不宜使用铁锅、铜锅、铝锅、锡锅。因为中药里含有鞣酸、有机酸成分，与金属可发生反应，生成沉淀，对人体不利。

（2）水质　自来水最好，如果用河水、湖水、泉水、井水、池塘水，应沉淀 1 小时再用。

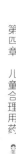

第四章　儿童合理用药

（3）**加水量** 水量要适宜，一次加足，水多则使药液淡而量大，尤其对水肿者可加重病情；水少煎煮易干焦，有效成分提取不完全。首次煎煮的加水量，以药材重量计算首剂每 10 克药加水 100 毫升，次剂每 10 克药加水 60 毫升。同时要视药性而定，解表药首次加水 400～600 毫升，次剂 280～300 毫升；一般药分别加水 500～700 毫升、300～350 毫升；滋补药分别加水 700～900 毫升、400～450 毫升。

（4）**煎煮次数** 通常 1 剂药可煎煮 2 次，混合后平均为 2 份，煎后药液的适宜容量成人为 100～150 毫升，儿童为 50～75 毫升。

（5）**火候** 煎煮一般药先用武火（大火）、煮沸后改用文火（小火）；煎煮解表药，始终用武火，以取其芳香之气。

（6）**时间** 解表药首次煎煮 15～20 分钟，次煎 10～15 分钟；一般药首煎 20～25 分钟，次煎 15～20 分钟；滋补药首煎 30～35 分钟，次煎 20～25 分钟。

煎煮中药饮片前，需要温水浸泡吗？

[1] 煎煮中药是把中药的有效成分从植物、动物、矿物的固体中提取出来，溶解于药汁中。煎煮前先用水浸泡，目的是尽可能有利于更多的成分溶解于水中。

[2] 中药材大多是干燥的组织，细胞干枯而萎缩，有效成分以沉淀或结晶存在于细胞内，组织外表面十分紧密，水分不易渗透，药物不易溶出，而以水浸泡一段时间后，中药材会变得柔软，细胞开始膨胀，细胞膜的间隙变大，水分易进入药材组织内，成分溶解于水中，在组织内形成高浓度的药物溶液。随着水温的增高，组织内的高浓度药液会逐渐向组织外扩散，有效成分就会溶解于水中。有些药材含有淀粉、蛋白质，如果不浸泡就立即煎煮，会导致淀粉糊化、蛋白质凝固，堵塞在药材表面的毛细孔道，水分进不去，有效成分溶不出来。浸泡后可节约煎煮的时间，达到沸点后，一般 20～30 分钟即可。

[5] 水温宜在 25℃～50℃，浸泡的时间宜掌握在 30～90 分钟，并依据冬、夏季节的变化可适当延长、缩短时间，以完全浸透为准。或以中药材的性质而定，一般以花、草、叶、茎入药的药材以浸泡 30 分钟为宜，以根、根茎、果

实、动物脏器、矿物质入药的药材应浸泡 60～90 分钟。浸泡的水量以高出药材表面 1～2 厘米为宜。部分需要特殊处理的药物，如麝香、阿胶等，不宜浸泡。

煎煮中药饮片前，需要先用清水洗吗？

有人嫌中药饮片"脏""咔"，为了除去上面的污垢、尘土等物，煎煮前用清水来清洗，其实这是极不妥当的。中药材须经过加工炮制后才能作为中药饮片，其炮制的目的及作用有：改变药物性能，增强药物疗效；去除和降低药物的毒性和副作用；矫味、矫臭；便于制剂、煎服和贮存；清除杂质和非药用部分。如果用水清洗、清除或改变其中的有效物质，必然会改变药效。如某些中药里含有易溶于水的有效成分，枸杞子中的酸、麻黄中的碱、甘草中的糖、杏仁中的苷等，水溶解度就很大，如果煎煮前用水清洗，有效成分也会大量损失，的确没有必要。

能用铁锅给孩子煎煮中药吗？

煎煮中药以砂锅最好，也可以使用搪瓷锅（瓷面完好，不露铁锈）、不锈钢锅、玻璃器皿煎煮，但不能使用铁锅、铜锅、铝锅。因为后三种锅分别含有铁、铜、铝离子，会与饮片中的酸、碱、蛋白、鞣酸、皂苷等物质起化学反应，既可能破坏有效成分，又可能带来毒性。

能用微波炉煎煮中药吗？

煎煮中药时，很多人为了方便会选择微波炉。炉腔内的微波颗粒会使物体内的水分子、脂肪分子等活跃分子高速振荡摩擦。微波炉的加热原理是通过微波作用于食物，使其内部分子产生震动而产热。

[1] 采用微波炉煎煮中药，药材内部分子震动产热的过程中，易使药材分子发生破坏变质，失去原有功效。

[2] 中药饮片的质地、功效、性质往往有显著差异，方法或煎煮时间常常不同，有先煎、后下、包煎等，而采用微波炉煎煮不易做到。

第四章 儿童合理用药

③ 煎煮中药的容器通常宜加盖，而采用微波炉很难确切知道中药什么时候煮沸了，加入的水是否足够。

④ 煎煮中药需要不时地搅拌，利于把有效成分提取出来，但采用微波炉不方便搅拌。

⑤ 煎药讲究火候，采用微波炉煎药，火候和煎煮时间难以掌握，煎中药要先用武火（大火）煮沸 5~10 分钟，后改为文火（慢火）继续煎煮 15~20 分钟。不同的药煎煮时间不同。因为中药是用慢火煮的，微波炉加热的原理是快速由内至外，中药的药用效果就体现不出来了。

有鉴于此，煎煮中药时，最好采用砂锅煎煮，不要采用微波炉煎煮。

能让孩子空腹喝中药吗？

有些患儿空腹服用中药之后就会出现胃痛、恶心、呕吐、腹胀、拉肚子等反应，一旦出现这些情况建议换成餐后服用，以利于保护身体健康。但有的汤剂最好在餐前 30 分钟服用：

① 治疗胃溃疡及胃黏膜糜烂的汤剂，一般都是会带有白及还有海螵蛸这些中药，这些药会有效的抑制患儿的胃酸分泌，在肠胃的内壁黏膜上可形成一道保护膜，所以说，这种中药最好在餐前空腹服用。

② 一些泻下药、开胃药也不能在餐后服用，因为这类型的中药往往可以通便，所以这些方子中都含有大黄这些中药，所以应在餐前饮用。

③ 滋补类的中药最好在空腹时服用，这样效果更好。但汤剂的温度宜适中，不宜过凉。

中药煮煳了，还能给孩子喝吗？

煎煮中药，有时往往因为加水过少、火力过猛或忘记了煎煮时间，使药汁煎干，甚至煎煳。于是有人在第 2 次煎煮时多加些水，以为可以把头煎的药量熬出来。其实这种做法是极为错误的。

对于煎干尚未煎煳的药物，重新加水适量，稍煮片刻，仍可服用。但是煎煳的药物成分已经遭到了破坏，疗效也因此降低。药物煎煳后，产生了其他功效，如荆芥是解表药，煎煳以后变成了荆芥炭，失去了解表作用，反而产生了止血的功效；还有蒲黄用于活血，而煎煳后蒲黄炭则止血，作用恰恰相反。因此，煎煮中药时应当注意水量、火候、时间，以免煎干甚至煎煳。一旦煎煳了中药，千万不要服用，干脆倒掉重新买一剂。如继续服用失去药效的药物，不仅不能治病，还会耽误病情。至于服用了药性改变的药物，药不对症，有可能会加重病情，造成严重的不良后果。

能给孩子喝隔夜的汤剂吗？

中药的汤剂宜现煎现服，不宜隔夜，可以晨起煎好供一日服用的量。因为药液放置时间过长会产生一些不利影响：

1 隔夜的汤剂有可能腐败，尤其是在酷夏，因为经过煎煮，一般可将饮片中所含的病原菌及虫卵等杀死，但汤剂中未加抑菌剂，隔夜放置后，遇到高温天气，细菌有可能快速繁殖，导致汤药污染或变质。

2 煎好的汤液中若含有挥发性成分，隔夜放置会因汤液中的挥发性活性成分逸出而使汤剂的疗效降低。

3 隔夜放置时间过久，有些药液中的化学成分慢慢发生变化，生成沉淀并沉在容器底部，服用时多会将其剩下，导致药液不能充分发挥疗效。

4 隔夜放置，环境中的异味，如香水味、下水道泛起的臭味、樟脑味、油漆味等会进入药液中，等于在原处方中增加了药味，有时会给患儿造成意想不到的损害。

5 隔夜放置可致汤剂中所含多酚类药成分氧化变色，醛类药可能沉积，氰苷类药可能分解，鞣质类药可能氧化，酯类药可能水解，导致药液无效，甚至有害。

中药汤剂都得趁热喝吗？

1 风寒外感表证所用的辛温发表药，应趁热服下。

2 高热、口渴、喜冷饮的热性病所用的清热药，宜稍冷后再服。

3 病情特殊宜不同的处理，如热性病反而表现为手足发凉的为真热假寒证，需寒药热服；寒证反见燥热的为真寒假热证，需热药冷服。

4 药物中毒，以冷服解救的药为宜。

5 中成药常用白开水送服，但为了提高疗效，还可采用以下服法：①白酒或黄酒送服：治疗气血虚弱、身体虚寒、气滞血瘀、风湿痹痛、中风（脑血管意外）、四肢活动不便等病的中成药，以酒送服疗效更好；②生姜汤送服：治疗风寒表证、肺寒、脾胃虚寒、呃逆等病症，可用姜汤送服；③淡盐水送服：治疗肾虚的中药，淡盐水送服（中医学认为咸入肾，淡盐水有助于药更好地发挥对肾病的疗效）；④米汤送服：补气、健脾、养胃、利胆、止渴、利便的中成药，都可用米汤送服；⑤稀粥送服：贝壳等矿物质类的药难以消化，选用稀粥送服，以减少对胃肠的刺激。

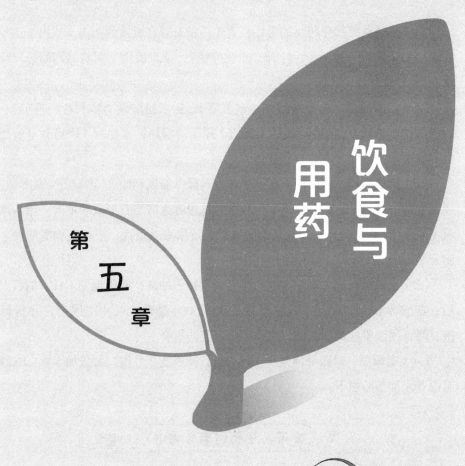

第五章

饮食与用药

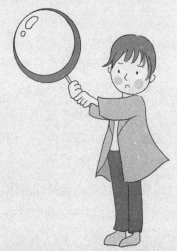

服用哪些药时需让孩子足量饮水？

由于必须减弱部分药物的毒性，避免药物对器官所致的损伤，或出于治疗的需求，临床采用一种保护治疗即"水化疗法"，要求服用下列药品期间每日须饮水在 2000 毫升以上。

（1）双膦酸盐　阿仑膦酸钠（福善美）、帕米膦酸钠（雅利达、博宁）、氯屈膦酸钠（骨磷）、依替膦酸钠（洛迪）用于治疗高钙血症时，因可致电解质紊乱和水丢失，因此应注意补充液体。

（2）抗痛风药　应用排尿酸药如苯溴马隆（痛风利仙）、丙磺舒（羧苯磺胺）或别嘌醇的过程中，应多饮水，为减少痛风患者尿酸结石形成的危险，摄入液体量不宜小于 2000 毫升，并补充碳酸氢钠维持尿液呈碱性，或补充枸橼酸钾，预防肾结石。

（3）抗尿结石药　服用中成药排石汤、排石冲剂；或优克龙（日本消石素）后，都宜多饮水，保持 1 日尿量在 2500～3000 毫升，以冲洗尿道，并稀释尿液，降低尿液中盐类的浓度，减少尿盐沉淀的机会。

（4）电解质　口服补液盐（ORS）粉、补液盐 2 号粉，每袋加 500～1000 毫升凉开水冲溶后服下。

服用哪些药时要多喝水？

有些药品不能干吞，缘于药性干涩，或带有刺激性，干吞犹如旱河行船，损伤食道；有些药品对食道黏膜的刺激性较严重，如氯化钾、吲哚美辛、泼尼松、氯霉素、甲磺酸依马替尼，服用时宜立即饮用 200 毫升的水送服。

（1）平喘药　应用茶碱或茶碱控释片（舒弗美）、氨茶碱、胆茶碱、二羟基茶碱（喘定）等，由于它们可提高肾血流量，具有利尿作用，使尿量增加多而易致人脱水，出现口干、多尿或心悸等表现；同时哮喘者又往往伴有血容量较低。因此，宜注意适量补充液体，多喝白开水或桔汁。

（2）利胆药　利胆药能促进胆汁分泌和排出，机械地冲洗胆道，有助于排出胆道内的泥沙样结石和胆结石术后少量的残留结石。但利胆药中苯丙醇（利

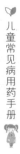

胆醇）、曲匹布通（舒胆通）、羟甲香豆素（胆通）、去氢胆酸和熊去氧胆酸服后可引起胆汁过度分泌和腹泻。因此，服用期应尽量多喝水，以避免过度腹泻而脱水。

（3）**磺胺药**　主要由肾排泄，在尿液中的浓度高，可形成结晶性沉淀，易发生尿路刺激和阻塞现象，出现结晶尿、血尿、疼痛和尿闭。在服用磺胺嘧啶、磺胺甲噁唑（新诺明）和复方磺胺甲噁唑（复方新诺明）后宜大量饮水，用尿液冲走结晶，有条件可加服碳酸氢钠（小苏打）以碱化尿液，促使结晶的溶解度提高。

（4）**抗心律失常药**　服用硫酸奎尼丁、普鲁卡因胺、丙吡胺宜多次饮水，以加快药物的吸收。

（5）**抗菌药物**　氨基糖苷类的链霉素、庆大霉素、卡那霉素、奈替米星、阿米卡星对肾的毒性大，浓度越高对肾小管的损害越大，宜多喝水以稀释并加快药的排泄。

（6）**缓泻药**　纤维素、聚乙二醇宜在服后宜多饮水，否则反其道而行之，会导致便秘或肠梗阻。

服用哪些药时不能让孩子多喝水？

与上述相反，有些药品在服用时却不宜多饮水，因为饮水会破坏和降低药效。

（1）**胃黏膜保护剂**　氢氧化铝凝胶、硫糖铝、次水杨酸铋、枸橼酸铋钾、胶体果胶铋等服用前、后 0.5 小时内不宜饮水、乳汁、碳酸型饮料和进食，以便使药品在食道、胃、肠道形成一层保护膜，增加保护和抗溃疡作用，否则影响疗效。

（2）**外周镇咳药**　如复方甘草合剂、止咳糖浆、枇杷露等，主要是在发炎的呼吸道黏膜上覆盖，形成保护层，减少感觉神经末梢所受到的刺激，降低咳嗽发生的频率。因此服后不宜马上进水，以免稀释药品，破坏保护层。

（3）**苦味健胃剂**　龙胆酊、龙胆大黄酊主要通过刺激舌头的味觉感受器，反射性促进胃液的分泌来增进食欲，服用后也不宜立即进水，以免冲淡苦味而降低健胃效果。

（4）抗利尿剂　应用加压素、去氨加压素时应限制进水，否则易引起水钠潴留、抽搐、水肿、体重增加。

服用哪些药时不宜用热水送服？

日常生活中，依据水温分为开水（100℃）、热水（50℃～90℃）、温水（20℃～50℃）、凉开水（10℃～20℃）和冷水（2℃～10℃）。西医学研究认为，服用如下6类药不宜以热水送服。

（1）助消化药　胃蛋白酶合剂、胰蛋白酶、淀粉酶、多酶片、乳酶生、酵母片等药中多是酶、活性蛋白质或益生细菌，受热后即凝固变性而失去作用，达不到助消化的目的。

（2）微生态活菌制剂　多数微生态制剂为活菌制剂并不耐热，包括地衣芽孢杆菌（整肠生）、酪酸菌（米雅BM）、蜡样芽孢杆菌（源首、乐复康）、双歧杆菌（丽珠肠乐）、肠球菌活菌（佳士康）、枯草杆菌（美常安）、双歧三联活菌（培菲康）、复方乳酸菌（商品名聚克，含乳酸杆菌、嗜酸乳杆菌、乳酸链球菌）、长双歧杆菌三联菌（商品名金双歧，含长双歧杆菌、保加利亚乳杆菌、嗜热链球菌活菌）、双歧杆菌四联菌（商品名普尔拜尔、思连康，含婴儿双歧杆菌、嗜酸乳杆菌粪链球菌、蜡状芽孢杆菌）等，服用时不宜以热水送服，宜选用20℃～50℃的温水。

（3）活疫苗制剂　小儿麻痹症糖丸，含脊髓灰质炎减毒活疫苗，服用时应用凉开水送服，否则疫苗被灭活，不能起到增强免疫、预防传染病的作用。

（4）抗疟药　氯喹、伯氨喹和甲氟喹性质不稳定，遇热极易变质，不宜用热水送服。

（5）维生素　维生素 B_1、B_2 和维生素 C 性质不稳定，前两者受热易分解失去药效，而后者受热（70℃）易还原被破坏。维生素 C

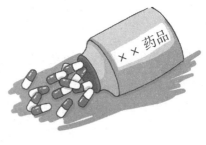

泡腾片中有枸橼酸、碳酸氢钠，加水后两者发生反应生成二氧化碳（冒出气泡以改善口感），但碳酸氢钠易溶于水，同时维生素C不稳定，在碱性溶液中遇光、热、氧化剂、金属（铁、铜）时则更易变质，为了保持维C的稳定，不宜用热水冲服。

（6）**抗菌药物**　阿莫西林遇热不稳定，容易形成高分子聚合物，引起类似青霉素的过敏症状。冲服阿莫西林颗粒时应控制好水温，最好在40℃以下或用凉开水冲服，冲后最好马上服用，不宜久置。

此外，具有清热解毒功效的中药也不宜用热水冲服，此类中药常带有芳香挥发油。如金银花、菊花、栀子、荆芥、柴胡、薄荷、藿香、苏子、香附、川芎等，应用热水冲后易加速挥发油挥发，最好用凉开水送服。

能用好喝的葡萄柚汁帮孩子送服药吗？

葡萄柚汁（西柚汁）含有宝贵的天然维生素P和丰富的维生素C及可溶性纤维素，为含糖分较少的果汁。目前，市场上常见的西柚汁（葡萄柚汁）有3个主要品种。其中果肉白色的马叙葡萄柚，又称无核葡萄柚，是多倍体，品种内也有果肉红色的品系；果肉白色的邓肯葡萄柚，果较大，果皮较厚，种子较多，果肉略带苦味；果肉红色的汤姆逊葡萄柚。此外，还有的品种果肉为淡黄色或粉红色或近无色透明。葡萄柚汁的营养丰富、酸甜可口，不仅能预防心血管疾病，还具有抗肿瘤作用，但葡萄柚汁的成分中有些能干扰肝酶CYP3A4的活性，使一些主要经此酶代谢的药物正常代谢速度减缓，血浆药物浓度升高，引起毒性和不良反应。试验证实：服用血脂调节药洛伐他汀的患者同时饮用一杯250毫升的葡萄柚汁，就会出现心悸、疲倦、肌痛、肌磷酸激酶（CK）升高、横纹肌溶解症等反应，相当于多服用12~15片洛伐他汀所产生的降低血脂肪作用，以致药物血浆浓度急剧升高，容易发生中毒或不良反应，严重者甚至死亡，好喝的饮料变成了杀手！因此不能用葡萄柚汁送服。用目前与葡萄柚汁有相互作用的药品约近百种，其中常用的药品如下（表5-1）。

表 5-1　喝葡萄柚汁与用药在药效学和药动学上的相互作用

作用分类	药物	作用机制与结果
血脂调节药	洛伐他汀、氟伐他汀、普伐他汀、阿托伐他汀、辛伐他汀、西立伐他汀	葡萄柚汁可抑制洛伐他汀、阿托伐他汀在小肠的首关代谢，增加洛伐他汀、阿托伐他汀的生物利用度，但常规饮用对普伐他汀、辛伐他汀、氟伐他汀、瑞舒伐他汀影响较小，几无临床意义，但大量饮用日超过1升，则明显提高药物血浆浓度，增加发生横纹肌溶解症的危险性
钙通道阻滞剂	西尼地平、硝苯地平、尼群地平、尼卡地平、非洛地平、尼索地平、氨氯地平、乐卡地平、尼莫地平、依拉地平	葡萄柚汁的部分成分可抑制 CYP3A4 介导的西尼地平代谢，减少代谢，使西尼地平的血浆药物浓度升高，增加延长不良反应的风险。 葡萄柚汁中的黄酮类似物可抑制 CYP 酶系统而影响硝苯地平、尼群地平、尼卡地平、非洛地平等的代谢，使血浆药物浓度升高，毒性增强，导致低血压、心肌缺血或加重血管扩张所引起的不良反应。葡萄柚汁可提高尼索地平的生物利用度，其中的黄酮类似物可抑制 CYP 酶系统，而影响尼索地平代谢，使血浆药物浓度升高，毒性增强。高血压和稳定型心绞痛患者在服用普通片前2小时和服后3小时内，或服用缓释片前2小时和服后5小时内，不应饮用葡萄柚汁，但橙汁可饮用
抗心律失常药	地尔硫䓬、维拉帕米	葡萄柚汁可升高地尔硫䓬、维拉帕米本品的血浆浓度
抗心绞痛药	雷诺嗪	葡萄柚汁可抑制由 CYP3A4 介导的雷诺嗪代谢，使血浆药物浓度升高，增加延长 Q-T 间期的风险
抗癫痫药	卡马西平	葡萄柚汁可使卡马西平的血浆浓度峰值升高
抗勃起功能障碍药	他达那非、伐地那非	葡萄柚汁可抑制 CYP3A4，影响抗勃起功能障碍药的代谢，使血浆浓度增高，加重所致不良反应
抗组胺药	非索非那定	葡萄柚汁可使非索非那定疗效降低，减少吸收，抑制多肽 OATP 对有机离子的转运
抗偏头痛药	依来曲普坦	葡萄柚汁可增加依来曲普坦的血浆浓度，抑制 CYP3A4 对依来曲普坦的代谢，在饮用葡萄柚汁72小时后，不得应用本品
抗精神病药	曲唑酮、奎硫平、奈法唑酮、氯氮平、氟哌啶醇	葡萄柚汁可增加抗精神病药的血浆浓度，抑制 CYP3A4 对药物的代谢，在饮用葡萄柚汁72小时后，不得应用

续表

作用分类	药物	作用机制与结果
抗抑郁药	舍曲林	葡萄釉汁可抑制舍曲林经 CYP3A4 代谢，导致血浆浓度升高，增加不良反应发生的危险
抗焦虑、镇静催眠药	丁螺环酮、三唑仑、咪唑达仑、地西泮、劳拉西泮、氯硝西泮、地西泮、唑吡坦、替马西泮、阿普唑仑、丁螺环酮	葡萄釉汁可抑制上述镇静催眠药经 CYP3A4 代谢，导致血浆浓度升高；服用丁螺环酮期间大量饮用葡萄釉汁，抑制 CYP3A4 对丁螺环酮的代谢和首关效应，使毒性增加
免疫抑制药	环孢素、他克莫司、西罗莫司	葡萄釉汁可抑制 CYP3A4，影响环孢素、西罗莫司的代谢，使血浆浓度增高，加重所致不良反应如贫血、腹泻、低钾血症
脑代谢与促智药	甲磺酸双氢麦角毒碱	葡萄釉汁可抑制甲磺酸双氢麦角毒碱由 CYP3A4 代谢，增加本品中毒的风险（恶心、呕吐、缺血性脑血管痉挛）

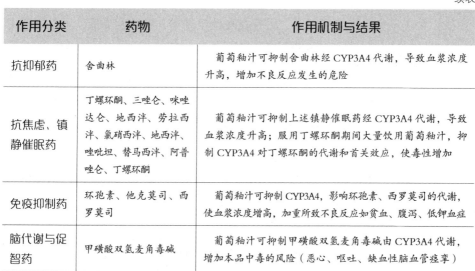

孩子吃药后，能喝牛奶吗？

　　牛奶可影响一些药物的吸收和药效，如服用泻药比沙可啶，牛奶可使其肠溶衣过早溶解，导致胃及十二指肠激惹现象，因此在服用前后 2 小时不宜饮用牛奶。服用非甾体抗炎药非诺洛芬，牛奶可延迟其吸收，使血浆药物浓度降低。服用双膦酸盐阿仑膦酸钠、利塞膦酸钠时，牛奶及含钙较高食物可使他们的吸收率显著降低，在服药 2 小时内应避免饮用牛奶或奶制品。但对头孢呋辛来说，食物却可促进其口服制剂的吸收，牛奶可使药 – 时曲线下面积增高，且儿童较成人更高。但四环素族抗生素（土霉素、四环素、米诺环素、多西环素等）绝对不宜与牛奶和乳制品同服，因为此类药物可与牛奶和乳制品中的钙离子结合，而影响药物的吸收。

孩子服药期间能吃醋吗？

　　食醋的成分为醋酸，浓度约 5%，pH 在 4.0 以下，若与碱性药（碳酸氢钠、碳酸钙、氢氧化铝、红霉素、胰酶）及中性药同服，可发生酸碱中和反应，使药品失效。

1 食醋不宜与磺胺药同服，后者在酸性条件下，溶解度降低，可在尿道中形成磺胺结晶，对尿路产生刺激，出现尿闭和血尿。

2 应用氨基糖苷类抗生素（链霉素、庆大霉素、卡那霉素、奈替米星、阿米卡星）时宜使尿液呈碱性。其目的有二：一是抗生素在碱性的环境下抗菌活性增加；二是此类抗生素对肾的毒性大，在碱性中可避免解离，宜多喝水并加快药的排泄。但食醋正与此相反。

3 服用抗痛风药时不宜多吃醋，宜同时服用碳酸氢钠，以减少药对胃肠的刺激，利于尿酸的排泄。

孩子饭菜吃咸了会影响药效吗？

食盐即氯化钠，对药效和某些疾病有一定的影响。正常人的体内总钠量为150克，维持血液的容量和渗透压，但吃菜过咸或摄入过多盐，既可增加体内血容量，使血压升高，又可诱发高钠血症。同时，盐可影响到两类药的效果：一是由于盐的渗透压的作用可使血容量增加，促发充血性心力衰竭或高血压；其次食盐过多导致尿量增加，使利尿剂的效果降低。因此，对有肾炎、风湿病伴有心脏损害、高血压患者，要严格限制食盐的摄取，建议一日的摄入量在6克以下。另外，味精中的麸氨酸钠对有些药品也有禁忌，如服用呋塞米时摄入谷氨酸钠可协同排钾，导致低钠、钾血症；服用苯妥英钠时，可加快谷氨酸钠的吸收，引起疲乏、心悸、颈后麻木等不良反应。

进食脂肪或蛋白质会影响药效吗？

油脂包括植物油和动物脂肪，油脂对药效有双重作用，能降低或增加某些药的疗效。缺铁性贫血患者在服用硫酸亚铁时，如大量食用油脂性食物，会抑制胃酸的分泌，从而减少铁的吸收。

1 口服灰黄霉素时，可适当多食脂肪，因为高脂肪食物可促进胆管的分泌，使灰黄霉素的吸收显著增加，灰黄霉素主要在十二指肠吸收，胃也能少量吸收，高脂肪食物可延缓胃排空的速度，增加药物的吸收。

[2] 口服脂溶性维生素（维生素 A、D、E、K）或维 A 酸时，可适当多进食脂肪性食物，有利于促进药物的吸收，增进疗效。

[3] 治疗震颤麻痹口服左旋多巴时，宜少吃高蛋白食物，因为高蛋白食物在肠内产生大量的阻碍左旋多巴吸收的氨基酸，使药效降低。

[4] 服用肾上腺糖皮质激素治疗风湿或类风湿性关节炎时，宜吃高蛋白食物，因为皮质激素可加速体内蛋白质的分解，并抑制蛋白质的合成，适当补充高蛋白食物，可防止体内因蛋白质不足而继发其他病变。

[5] 服用抗结核药异烟肼时，不宜进食鱼蛋白，因为前者可干扰鱼类所含蛋白质的分解，使中间产物酪胺在人体内积聚，发生中毒，出现头痛、头晕、结膜充血、皮肤潮红、心悸、面目肿胀、麻木等症状。

服用哪些抗菌药物后不要饮食？

在服用氟喹诺酮类，特别是诺氟沙星、氧氟沙星、左氧氟沙星时，与牛奶一起服用，其药物血浆浓度比起以白开水送服的浓度要低 50% 左右。

另外，头孢拉定（泛捷复）与食物或牛乳同服可延迟吸收；头孢克洛与食物同服所达血浆峰值浓度仅为空腹服用的 50%～75%。氨苄西林、阿莫西林、阿奇霉素、红霉素、克拉霉素的吸收也受食物的影响。

但凡事总有例外，有几种抗菌药与众不同，灰黄霉素的浓度较难到达指甲（趾甲）板，故治疗手足甲癣的时间较长，为增加吸收，适宜在餐后特别是与脂肪餐服用；抗真菌的酮康唑宜在进餐时同服，不但可减少药物引起的恶心、呕吐等反应，还可促进其吸收；另罗红霉素若与牛奶同服，因脂溶性增强而使药物的吸收良好。

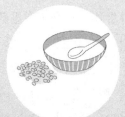

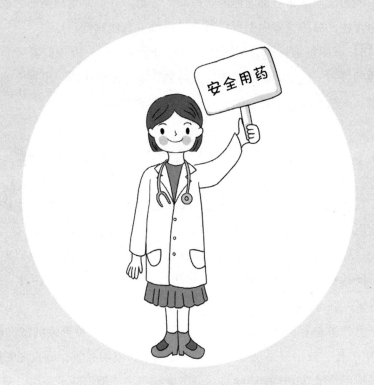

安全用药

第六章

管好家里的儿童药

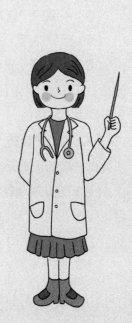

药品如弹药，是防治疾病的武器。家庭保存药品按其不同性质及剂型特点在适当条件下正确保管。如果保管不当或贮存条件不好，往往会使药品变质失效，甚至产生有毒物质，危害家人的健康和安全。因此，必须了解各类药品的理化性质及外界的各种因素对药品的可能引起的不良影响，经常清理，按照药品说明书规定的储存条件和要求进行保管。

哪些药品需遮蔽阳光？

遮光是指用不透光的容器包装，如棕色容器或黑纸包裹的无色透明、半透明容器。这类药品多是存放时受光辐照易出现变化。

易受光线（日光、灯光）影响而变质药品，需要避光保存，应放在阴凉干燥和紫外线不易直射到的地方。或采用棕色瓶或用黑色纸包裹的玻璃器包装，以防止紫外线的透入。

（1）**生物制剂**　核糖核酸、抑肽酶注射剂，泛癸利酮（辅酶 Q10）片。

（2）**维生素**　维生素 C、维生素 K 注射剂，维生素 B_1、维生素 B_2、维生素 B_6、维生素 B_{12} 片及注射剂，水乐维他、赖氨酸、谷氨酸钠注射剂。

（3）**抗结核药**　对氨基水杨酸钠、异烟肼（雷米封）片及注射剂，利福定片。

（4）**平喘药**　氨茶碱片或注射剂、茶碱片。

（5）**促凝血药**　卡巴克络（安络血）片、酚磺乙胺（止血敏）注射剂。

（6）**利尿剂**　呋噻米（速尿）片及注射剂、依他尼酸（利尿酸）片、布美他尼（丁尿胺）片及注射剂、氢氯噻嗪（双氢克尿塞）片、乙酰唑胺（醋唑磺胺）片、异山梨醇溶液。

（7）**消毒防腐药**　过氧化氢溶液（双氧水）、乳酸依沙吖啶溶液（利凡诺）、呋喃西林溶液、硝酸银溶液、聚维酮碘溶液（碘伏）、磺胺嘧啶银乳膏。

（8）**滴眼剂**　普罗碘胺（安妥碘）、水杨酸毒扁豆碱（依色林）、毛果云香碱（匹鲁卡品）、利巴韦林（三氮唑核苷）、盐酸乙基吗啡（狄奥宁）、硫酸阿托品、丁卡因（地卡因）、利福平。

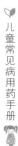

哪些药不宜受潮?

（1）**维生素** 维生素 B_1 片、维生素 B_6 片、维生素 C 片及泡腾片、复合维生素 B 片、鱼肝油滴剂及丸剂、复方氨基酸片或胶囊（乐力胶囊）、多种维生素和微量元素片（施尔康片、小施尔康、善存片、善存银、小善存片、21金维他片、健老泰胶囊、微维乐胶囊）。

（2）**助消化药** 胰酶片、淀粉酶片、胃蛋白酶片及散剂、含糖胃蛋白酶散、多酶片、酵母片、硫糖铝片、甘珀酸钠片及胶囊（生胃酮钠）。

（3）**抗贫血药** 硫酸亚铁片、乳酸亚铁片、葡萄糖酸亚铁片、多糖铁丸、富马酸亚铁片。

（4）**电解质及微量元素** 氯化钾片、氯化铵片、氯化钙片、碘化钾片、复方碳酸钙片（钙尔奇天、凯思立天）、碳酸氢钠片。

（5）**镇咳平喘药** 复方甘草合剂片、苯丙哌林（咳快好）片、氯哌斯汀（咳平）片、福尔可定（福可定）片、异丙肾上腺素（喘息定）片、氨茶碱片、多索茶碱片。

（6）**非甾体抗炎药** 阿司匹林片、卡巴匹林钙散（速克痛）。

（7）**镇静及抗癫痫药** 溴化钾片、三溴片、苯妥英钠片。

（8）**消毒防腐药** 含碘喉片、西地碘片（华素含片）、氯己定片（洗比泰含片）。

（9）**肠内营养要素** 要素膳、爱伦多、氨素。

（10）**含水溶性基质的栓剂** 甘油栓、克霉唑栓、氯己定栓（洗比泰栓）、咪康唑栓。

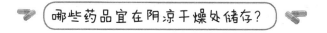

哪些药品宜在阴凉干燥处储存?

冷暗处是指遮光并温度不超过20℃的地方。包含易于受高热和光照射而变质的药品。

（1）**抗过敏药**　色甘酸钠胶囊。

（2）**胃黏膜保护剂**　胶体酒石酸铋、胃膜素、麦滋林 –S 散。

（3）**止吐剂**　甲氧氯普胺（胃复安）片及注射剂、昂丹司琼（枢复宁）注射剂、托烷司琼（呕必停）注射剂、格拉司琼（康泉）片及胶囊、阿扎司琼（芬罗同）注射剂。

（4）**利胆药**　曲匹布通（舒胆通）片、熊去氧胆酸片、鹅去氧胆酸片。

（5）**脱水药**　甘油果糖（布瑞得）注射剂。

（6）**维生素**　维生素 A 滴剂。

（7）**酶类制剂**　胰蛋白酶、糜蛋白酶、玻璃酸酶、三磷酸腺苷注射剂、溶菌酶片。

（8）**氨基酸制剂**　复方氨基酸（凡命）注射剂。

哪些药品宜放在冰箱冷藏？

冷处系指温度在 $2℃ \sim 10℃$ 的地方，最适宜的位置是冰箱的冷藏室。包含易于受热而变质的药品，易燃易炸和易挥发的药品，易受热后而变形的药品。

（1）**胰岛素制剂**　胰岛素、胰岛素笔芯（诺和灵、优泌林、优泌乐）、低精蛋白胰岛素、珠蛋白锌胰岛素、精蛋白锌胰岛素（含锌胰岛素）、重组人胰岛素、单组分猪胰岛素、重中性胰岛素。

（2）**血液制品**　胎盘球蛋白、人血球蛋白、人血丙种球蛋白、乙型肝炎免疫球蛋白、破伤风免疫球蛋白、人血白蛋白、人纤维蛋白原、健康人血浆。

（3）**维生素**　维生素 B_2 滴剂及注射剂、降钙素（密钙息）鼻喷雾剂。

（4）**抗凝血药**　尿激酶、凝血酶、尿激酶、链激酶。

（5）**微生态制剂**　双歧三联活菌（培菲康）胶囊。

（6）**抗菌与抗病毒药**　氨苄西林、金霉素、氯霉素、磺胺醋酰钠滴眼剂，甘乐能（干扰能）注射剂。

（7）**栓剂**　甘油栓、吲哚美辛栓（消炎痛栓）、氯己定栓（洗比泰栓）、复方颠茄栓。

儿童常见病用药手册

（8）**滴眼剂** 重组牛碱性成纤维细胞生长因子滴眼剂，以及外用消毒防腐药过氧化氢溶液（双氧水）。

哪些药品不宜冷冻？

冷冻是指温度在 -2℃及以下的贮藏、运输条件，使药品发生冻结。

（1）**胰岛素** 胰岛素、胰岛素笔芯（诺和灵、优泌灵）、低精蛋白胰岛素、珠蛋白锌胰岛素、精蛋白锌胰岛素（含锌胰岛素）。

（2）**血液制品** 胎盘球蛋白、人血白蛋白、人血球蛋白、人血丙种球蛋白、乙型肝炎免疫球蛋白、破伤风免疫球蛋白、人纤维蛋白原。

（3）**输液剂** 脂肪乳（力能、英特利匹特、力基）、甘露醇、氨基酸注射液、羟乙基淀粉氯化钠注射液（万汶）。

（4）**消毒防腐药** 甲醛（福尔马林）。

胰岛素可以带入托运的行李中吗？

对于未打开使用过的胰岛素和胰岛素类似物，不论是哪一种，都应储存在 2℃～8℃的环境中，即冰箱的冷藏室中。在此温度下，在有效期内，它会保持其生物效应，而且无菌。有人希望把它保存更长时间，因而放到冷冻室内冻存，希望像鸡鸭鱼肉等蛋白质一样，将来要用时再解冻。这种做法是错误的。因为胰岛素冷冻后，原来透明的液体会产生晶体或微粒，不能解冻，原来是混浊的会形成较大的颗粒或块状物。这些解冻后仍残留的颗粒，不但没有疗效，也会影响胰岛素的吸收及剂量的准确性，因而即使解冻也不能再用。同样的原因，在乘飞机时不能将胰岛素放在行李中托运，即使是夏天，高空中的行李舱的温度也在零下几十摄氏度，会将胰岛素冻坏。所以上飞机时应将胰岛素放在手提袋中，不要托运。

第六章 管好家里的儿童药

如何处理过期药品？

☐1 对到达或超过有效期的药品，不得使用或服用。

☐2 对过期药，片剂、胶囊剂、颗粒剂、散剂、丸剂等宜用水浸泡后，用水冲入马桶；对注射剂宜直接打碎；对口服液、合剂、糖浆剂宜用水稀释后冲入下水道；对固体药用水溶解稀释后直接倒掉，但宜把所有的标签撕毁。

☐3 如有医院或药店回收药品，也可交付给他们。

如何识别变质的药品？

药品的质量直接关系到疗效，甚至关系到患者的生命安全，因此，无论是从医院取来或自药店购买的，均应注意药品的质量，并进行必要的检查。对药品质量的内在的全面检查只能在药检部门进行，个人能做的只是一些外观检查。简要的检查方法如下：

（1）片剂　普通片（不包括糖衣或薄膜衣）重量应均匀、表面无斑点、无碎片、无受潮膨胀、无粘连、无裂缝。各种药片均不应变色，如去痛片、维生素C变黄；阿司匹林有刺鼻的醋酸气味或细针状结晶等均为变质药。

（2）胶囊剂（胶丸）　装粉剂的硬胶囊应无受潮粘连、无破碎等现象；软胶囊多装油性或其他液体药，应无破裂漏药、无粘连、无混合异味。如维生素A丸、维生素E丸等，如闻到异臭或丸内浑浊均为变质现象。

（3）颗粒剂（冲剂）、散剂　应干燥、松散，颗粒应均匀，应无受潮结块，无异臭、色点、虫蛀及发霉现象。

（4）溶液及糖浆剂　应澄清透明，应无浑浊、沉淀、分层、蒸发及异臭，无絮状物、无变色。此类药易受细菌的污染，如果有絮状物、浑浊、发酵、异味，均为变质。

（5）软膏、乳膏（霜剂）、栓剂　应无融化、分层、硬结、渗油、变色，无颗粒析出，无霉败及臭气。栓剂应无融化、软化、变形、断裂、异味等现象。

（6）注射剂　水溶液的小针，首先检查标签是否清楚，药瓶有无裂口，封口有无漏液，内装液有无沉淀、浑浊、异物或有结晶析出，无颜色变化。大瓶装

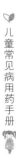

葡萄糖注射液等除按上述检查外，另外要检查瓶口封盖是否严密，不许松动，翻转检查应不漏气、不漏液。对于粉针剂，注意应是干燥、松散的粉剂或结晶性粉剂多为白色，应无色点、异物、粘瓶、结块、脱屑、风化及变色现象，并检查瓶口是否严密，不得松动。

瓶装胶囊剂（胶丸）有粘连还可以吃吗？

药品放置过久或受潮、进水，硬胶囊会因受潮而几个粘连在一起、破碎或外形凹瘪等现象。软胶囊则破裂漏药、粘连、有特殊异味。这些均为变质现象，不宜再服用。

糖衣片有开裂、色斑还能吃吗？

糖衣药片的时间过长或保存不当，糖衣可能裂开；糖衣片表面上有白斑，可能是受潮了；糖衣片表面上有黑斑，可能是生长了霉菌（真菌）；糖衣片表面有掉皮现象（出现很小的坑）可能是制作时受力不均匀或挂糖衣不匀；糖衣片湿软或粘连，可能是遇水湿润了。一旦这些现象，最好不要再服用了。

如何整理孩子的小药箱？

1 按药品的类别分开存放。

2 把口服药与外用药、注射药分开放置（上下柜或间隔开）。把急救药品放于明显、易拿的地方。

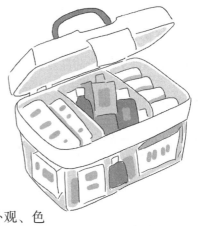

3 距离有效期近的药品放在前面，远期的药品放于后面，以免过期失效。

4 药箱宜放置于通风、阴暗但不潮湿的地方，避免阳光直射、高温、潮湿。

5 经常整理，注意药品的有效期、外观、色泽，观察是否有异物、结块、漏撒等现象。

⑥ 家庭保存药品品种不宜过多，数量适可，依据病症、病种、季节更换或增减。

⑦ 尽量保留原包装盒和药品说明书。

⑧ 不让儿童翻动和接触。

孩子哭闹不吃药，如何帮助儿童服药？

儿童年幼无知、贪玩、贪吃，但就是不爱吃药。因此，服药的依从性差，不按时、不坚持、不服、拒服药品的现象非常严重。家属、阿姨和医务人员不要着急，必须帮助他们。

① 督导用药，按时提醒或帮助他们喂药。

② 尽量选择儿童易于服用的剂型，如口服液、糖浆剂、干糖浆剂、颗粒剂、膏滋剂、泡腾片剂等，同时注意剂型的色香味，对大多数可溶解于水的味道较苦的药品可用糖水稀释或用淀粉纸包裹，再用水送服。

③ 服药后给孩子吃一点水果糖，或喂几口白糖水。

④ 孩子服用汤药不能急于求成，尤其婴幼儿，可以先吃几口药，喂少许糖水，慢慢再喂药。若方中有苦寒中药，如黄连、黄芩、山栀等，可在医生指导下增加甘草以减轻苦味。

⑤ 喂药的时间最好在两餐（或两次喂奶）之间，因为在餐间给孩子喂药有利于药品的吸收，孩子饱食后吃药容易造成呕吐。服用多种药品时最好错开时间，婴幼儿服药种类不宜过多。

⑥ 可用可不用的药品尽量不用。如果需同时服用几种药品，要严格遵守医嘱，将服药时间错开，以免药品在体内相互作用而加剧毒副作用或降低药物的效果。

⑦ 液体药品的温度要适中，药汤过热易烫伤咽喉、食道及胃黏膜；过凉则会致胃部不适，胃肠道功能紊乱，影响药效。

⑧ 少吃没用的药品、儿童保健食品，因为它们大多数没有临床获益的证据，花钱不少但收效甚微。